Dr. John Lubecki

Heile Dich selbst
mit dem Muskeltest

Einstieg in die Kinesiologie

VERLAG PETER ERD · MÜNCHEN

Die amerikanische Originalausgabe erschien 1991
unter dem Titel *Now you can be your own best doctor*
by John Lubecki, D.C.
Copyright © 1991 by John Lubecki, D.C.

Die Deutsche Bibliothek – CIP-Einheitsaufnahme

Lubecki, John:
Heile Dich selbst mit dem Muskeltest : Einstieg in die
Kinesiologie / John Lubecki. – München : Erd, 1995
Einheitssacht.: Now you can be your own best doctor <dt.>
ISBN 3-8138-0349-X

Umwelthinweis:
Alle bedruckten Materialien dieses Buches
sind chlorfrei und umweltfreundlich

Umschlaggestaltung: BKS Werbeagentur, Unterhaching
Aus dem Amerikanischen übersetzt von Peter König
Copyright © Verlag Peter Erd, München 1995

ISBN 3-8138-0349-x

Inhalt

Einführung

»Heile Dich selbst mit dem Muskeltest« vermittelt das Grundverständnis von angewandter Kinesiologie und dem sogenannten »passiven Muskeltest«; zwei diagnostische Hilfsmittel, die in den letzten zehn Jahren entwickelt wurden.

Mit diesen wichtigen diagnostischen Werkzeugen können Sie selbst, lange bevor Schmerzen oder Symptome auftreten, erkennen, ob Ihrem Körper etwas fehlt! Somit kann sogar der Nichtfachmann eine Reihe von völlig neuen »Warnsignalen«, die der Körper sendet, einfach selbst wahrnehmen.

Auch Autos sind mit Warnsignalen ausgestattet, die den Fahrer darüber informieren, ob die Batterie genügend Spannung aufweist, der Motor zu heiß wird oder der Öldruck nachläßt. Im Vergleich dazu hat der menschliche Körper ähnliche »rote Lichter« und Warnsignale, die der Arzt als Symptome bezeichnet. Wir sind geneigt, diese Symptome als etwas Lästiges anzusehen. Sie können uns aber dazu dienen, rechtzeitig Maßnahmen zur Verbesserung der Situation zu ergreifen.

In der Vergangenheit beruhte die Behandlung in unserer westlichen Zivilisation auf diesem Prinzip. Der Arzt diagnostizierte Gesundheitsprobleme anhand der aufgetretenen Symptome und entschied danach, welche Art der Behandlung angemessen sei. Das war lange Zeit der einzige richtige Weg.

Konsequenterweise waren die meisten Behandlungsformen an Krisen orientiert. Der *Vermeidung* von Krankheiten war wenig Beachtung geschenkt worden. Es gab keine klare Vorstellung von den Ursachen allgemeiner Gesundheitsprobleme.

Seit dem Erscheinen der angewandten Kinesiologie und des passiven Muskeltests ist es nun nicht mehr länger notwendig, auf Symptome zu warten. Sobald der Körper beginnt, falsch zu funktionieren, können wir herausfinden, wo das Problem liegt – ehe man selbst bemerkt, daß irgend etwas nicht stimmt.

1. Alte chinesische Gesundheitsgeheimnisse

Der Hauptzweck dieses Buches ist, zu erklären, wie neue Diagnosemethoden, wie der Muskeltest, arbeiten und wie sie von einem Laien benutzt werden können, um die Ursachen einfacher Gesundheitsprobleme wie Kopf- und Rückenschmerzen oder Ermüdungserscheinungen zu erkennen und zu korrigieren.

Der Muskeltest ist einer der größten Durchbrüche in der Geschichte des Gesundheitswesens, weil hierbei der Körper selbst als sein eigenes »Untersuchungs-Instrument« benutzt wird. Der menschliche Körper ist perfekt konstruiert und arbeitet fehlerlos, so daß der Muskeltest die perfekteste Art der Diagnose darstellt. In den meisten Fällen verschafft er bei den üblichen Gesundheitsproblemen Klarheit über die Ursachen.

Ein weiterer großer Vorteil im Vergleich zu den herkömmlichen Methoden besteht darin, daß der Muskeltest praktisch von jedermann leicht zu erlernen ist. Zum erstenmal haben Laien mit ein wenig Unterweisung ein Werkzeug in der Hand, mit dem sie sich helfen können, gesund zu bleiben.

Dank der Entdeckung des Muskeltests ist es nun problemlos möglich, viele unserer täglichen Gesundheitsprobleme selbst in den Griff zu bekommen.

Östliche Medizin

Um zu verstehen, wie der Muskeltest verwendet wird, muß man ein gewisses Verständnis für die Gesetze aufbringen, auf denen die östliche Medizin beruht.

Vor vielen tausend Jahren haben die Chinesen bereits entdeckt, daß Energie über unsichtbare Kanäle, die direkt unter der Haut vermutet wurden, zu allen Teilen des Körpers fließt. Diese Energiepfade nennt man Meridiane oder auch »Akupunkturmeridiane«. Der exakte Verlauf der insgesamt 26 Meridiane und die präzisen Stellen der Akupunkturpunkte auf diesen Meridianen wurde bereits auf alten chinesischen Körperatlanten (Kartenwerken) sichtbar gemacht. Einige dieser Karten sind nunmehr viele tausend Jahre alt (siehe Bild am Ende dieses Kapitels).

Ein interessanter Aspekt der chinesischen Medizin ist ihr bemerkenswertes Alter. Die immer gleichen Methoden wurden mit nur wenig Änderung nicht nur seit Hunderten, sondern schon seit Tausenden von Jahren genutzt. Der Gebrauch von Nadeln, Heilkräutern, Gymnastik, Ernährung, positivem Denken und anderen Gesundheitspraktiken ist anscheinend schon vor Tausenden von Jahren perfektioniert worden, so daß heute nur wenige Verbesserungen möglich sind.

Die chinesischen Methoden unterscheiden sich stark von denen der westlichen Welt. Westliche Behandlungsmethoden wechseln laufend und sind oft nach kurzer Zeit überholt. Unsere Medizin ist in ständiger Bewegung. Es gibt immer mehrere verschiedene Anschauungen darüber, welche Behandlung die beste ist. Arzneimittel, die enthusiastisch gepriesen werden als unsere Retter vor der Zerstörungskraft der Krankheiten, haben oft, wie es sich dann herausstellt, gefährliche Nebenwirkungen, die manchmal schlimmer als die Krankheit selbst sind. Trotz der großen technischen Fortschritte sind wir noch hoffnungslos weit davon entfernt, die Frage zu lösen, wie wir gesund bleiben und wie wir allgemeine Gesundheitsprobleme lösen.

Nachdem die Chinesen entdeckt hatten, wie die Energie durch die verschiedenen Teile des Körpers fließt, fanden sie bald heraus, daß die Störung des Energieflusses entlang des Meridiansystems die einzige Ursache für die meisten Gesundheitsprobleme darstellt. In China weiß man nun schon seit Tausenden von Jahren, daß Gesundheitsprobleme nicht auftreten können, wenn die Energie im Körper gleichmäßig verteilt ist und wenn sie die Meridiane sanft entlangfließt. Symptome wie Schmerzen oder Erschöpfung sind lediglich Anzeichen dafür, daß der Energiefluß gestört ist. Vor vielen tausend Jahren wurde in dem Buch NEI CHING, dem Klassiker der alten chinesischen Medizin, bereits folgendes festgehalten: »Eine gesunde und gut ausbalancierte Person kann nicht von Krankheit angegriffen werden.«

Aus diesem Grund ist es das Hauptbestreben chinesischer Akupunkteure, den Fluß der Energie im Körper des Patienten zu normalisieren. Dabei spielt es keine Rolle, welcher Art die Symptome sind, die der Patient entwickelt. Der Akupunkteur weiß, daß sich der Patient schnell erholt, wenn die Energie wieder richtig fließt.

Um die Störungen des Energieflusses entlang der Meridiane zu entdecken, benutzen die Chinesen unter anderem die »Puls-Diagnose« (es wird also der Puls gefühlt). Auf diese Art und Weise ist es ihnen möglich herauszufinden, ob die Energie im Körper des zu Untersuchenden im Gleichgewicht ist. Mit dieser Methode können die Chinesen die Ungleichgewichte der Energie so frühzeitig entdecken, daß die Symptome erst gar keine Zeit haben, sich zu entwickeln. Also wirkt die chinesische Medizin hauptsächlich vorbeugend. Die Chinesen warten daher nicht, bis sie krank sind, ehe sie ihren Arzt aufsuchen. Sie gehen zu ihm, wenn sie noch gesund sind. In China ist es die Pflicht des Arztes, seine Patienten bei guter Gesundheit zu halten, indem er die Ungleichgewichte der Energie korrigiert, bevor dadurch Schaden angerichtet wird und Symptome auftreten können.

Entwickelt jedoch ein Patient trotzdem Gesundheitsprobleme, meint man, daß dies die Schuld des Arztes sei. Er hat es versäumt, die Unausgeglichenheit der Energie im Körper zu entdecken, ehe sich die Symptome entwickeln konnten. Deshalb ist es in China die Pflicht des Arztes, den Patienten ohne Bezahlung weiter zu behandeln, bis es ihm wieder gutgeht. Hier zeigt sich die Überlegenheit der chinesischen Medizin.

Die Akupunktur breitet sich nach Westen aus

Seit kurzem hat man damit begonnen, die Akupunktur auch in westlichen Ländern zu benutzen. Leider wird sie hauptsächlich dazu eingesetzt, Schmerzerleichterung zu verschaffen und nicht dazu, Gesundheitsprobleme im Vorfeld zu verhindern, wie dies in China der Fall ist.

Die ersten Ärzte im Westen, die die Prinzipien der Akupunktur zu anderen Zwecken als zur Schmerzerleichterung benützten, waren amerikanische Ärzte (meistens Zahnärzte und Chiropraktiker). Sie verwendeten diese Prinzipien als Grundlage für den Muskeltest, deutsche Homöopathen für die Elektrodiagnose. Genau wie die Pulsdiagnose ermöglichen es auch die Muskeltests und die Elektrodiagnose, korrekte Aussagen über Energieungleichgewichte bereits im Entstehungsstadium zu machen.

Die Ärzte, die den Muskeltest und die Elektrodiagnose benutzen, haben ebenso wie die chinesischen Ärzte die Erfahrung gemacht, daß die Symptome verschwinden, sobald der Energiefluß im Körper des Patienten normalisiert werden kann. Es gibt nur wenige Ausnahmen von dieser Regel: Es kann sein, daß die Gesundheit bereits zu viel Schaden gelitten hat. In diesem Fall können die herkömmlichen medizinischen Notfallmaßnahmen die einzig mögliche Lösung sein. Die Patienten erholen sich aber dennoch schneller, wenn ihr Energiefluß zusätzlich ausbalanciert wird.

Der möglicherweise wichtigste Grund, weshalb wir keine Lösung für viele unserer Gesundheitsprobleme finden, liegt im Versagen der Schulmedizin, den Wert der Methoden, die von den östlichen Völkern benutzt werden, anzuerkennen. Würden die Ärzte im Westen mehr über die Methoden lernen, die im Fernen Osten angewendet werden, gehörte die Mehrzahl unserer Gesundheitsprobleme der Vergangenheit an. So ist es den Ärzten gegenwärtig noch nicht einmal möglich, einigen der häufigsten Krankheitszuständen vorzubeugen. Sie beschränken ihre Behandlungsversuche häufig auf die Verteilung von Schmerzmitteln, Beruhigungstabletten und Muskelentspannungsmitteln. So behandeln sie nur die Symptome, während die diesen Symptomen zugrundeliegende Ursache unbehandelt bleibt und sich unbemerkt verschlimmert.

Das gilt nicht für die chinesische Medizin. Wenn man die Symptome nur als ein Ergebnis von Störungen des Energieflusses entlang des Meridiansystems betrachtet, ist es einfach, die zugrundeliegenden Ursachen zu erkennen. Es ist aber noch viel wichtiger, daß die Störungen im normalen Energiefluß mit Hilfe chinesischer Methoden bereits entdeckt und korrigiert werden können, bevor sich die Symptome entwickeln. Das alte chinesische Medizinbuch NEI CHING sagt dazu:

»Der überlegene Arzt hilft, ehe sich die frühen Knospen der Krankheit entwickeln. Der unbegabte Arzt hilft erst dann, wenn die Krankheit schon eingesetzt hat. Weil seine Hilfe erst dann einsetzt, wenn sich die Krankheit bereits entwickelt hat, sagt man von ihm, daß er unwissend ist.«

Der Autor des Medizinbuches NEI CHING versucht in der zitierten Passage zu verdeutlichen, daß es dem Arzt möglich sein soll, die Unausgeglichenheiten des Energieflusses im Körper seines Patienten zu korrigieren, ehe der Patient selbst überhaupt bemerkt, daß etwas nicht stimmt. Der unbegabte Arzt (und unglücklicherweise fallen die meisten unserer Ärzte unter diese Kategorie) kann Fehlfunktionen eines Organs erst dann entdecken, wenn es bereits geschädigt ist und sich die Symptome bemerkbar machen.

Viele Ärzte im Westen wissen sehr wenig oder gar nichts über den Energiefluß im Körper. Daher sind ihre Diagnosen entweder vollkommen falsch oder bestenfalls nur teilweise richtig. Auf lange Sicht gesehen verstärken ihre Bemühungen um Hilfe oft die

Ungleichgewichte, womit sie dem Körper des Patienten mehr schaden als helfen.

Solange die Schulmedizin nach solchen Behandlungsmethoden forscht, wie sie es in der Vergangenheit getan hat, existiert nicht die geringste Hoffnung, daß jemals eine Lösung unserer Gesundheitsprobleme gefunden wird. Würden die Ärzte hingegen damit beginnen, Gesundheitsprobleme als ein Symptom der Unausgeglichenheit des Energieflusses entlang des Meridiansystems unseres Körpers anzusehen, wären unsere Gesundheitsprobleme leicht zu entdecken und zu heilen.

Zusammenfassung

Hat man die Ideen, die in diesem Kapitel erklärt wurden, begriffen, kann man leicht die Konzepte verstehen, die in diesem Buch erläutert werden. Jeder ist nämlich fähig, die Gesundheitsprobleme in seinem Leben auf ein Minimum zu reduzieren. Deshalb ist es notwendig, die wichtigsten Prinzipien der chinesischen Medizin hier noch einmal zu wiederholen:

1. Es ist unmöglich, krank zu werden, wenn der Körper ausbalanciert ist und es keine Störungen des Energieflusses entlang der Meridiane gibt.
2. Alle Gesundheitsprobleme sind ein Resultat der Störung des Energieflusses entlang der Meridiane. Kann die Störung rechtzeitig beseitigt werden, setzt die Genesung automatisch ein.
3. Wenn die Störung im Energiefluß rechtzeitig erkannt wird, können die Gesundheitsprobleme beseitigt werden, ehe Symptome auftreten.

Glücklicherweise gibt es immer mehr Ärzte im Westen, die den Muskeltest und die Elektrodiagnose anwenden. Für jeden, der an den neuen Methoden interessiert ist, sollte es bald leicht sein, einen solchen Arzt zu finden.

Viel wichtiger ist jedoch, daß der Muskeltest von jedem Laien leicht selbst erlernbar ist. Denn praktisch kann ihn jeder dazu einsetzen, die Ursachen der Störung des Energieflusses entlang der Körpermeridiane zu entdecken und zu korrigieren. Dabei kann den Gesundheitsproblemen des Alltags leicht vorgebeugt und an ihrer Beseitigung gearbeitet werden.

Bis jetzt war die westliche Welt leider nicht imstande, die chinesischen Methoden vollends zu verstehen. Das ist hauptsächlich darauf zurückzuführen, daß wir nicht lernen konnten, wie man unter Benutzung der Pulsdiagnose die Energieungleichgewichte des Körpers entdeckt. Dem Menschen im Westen fällt es sehr schwer, das dafür notwendige »Fingerspitzengefühl« zu entwikkeln. Der Muskeltest hat schließlich diese Lücke ersetzt. Hiermit haben auch wir eine Methode zur Entdeckung der Störungen des normalen Energieflusses im Körper, die der chinesischen ähnlich ist. Wenn diese Entdeckung erst einmal voll genutzt wird, kann es nun möglich werden, die meisten allgemeinen Gesundheitsprobleme sicher in den Griff zu bekommen.

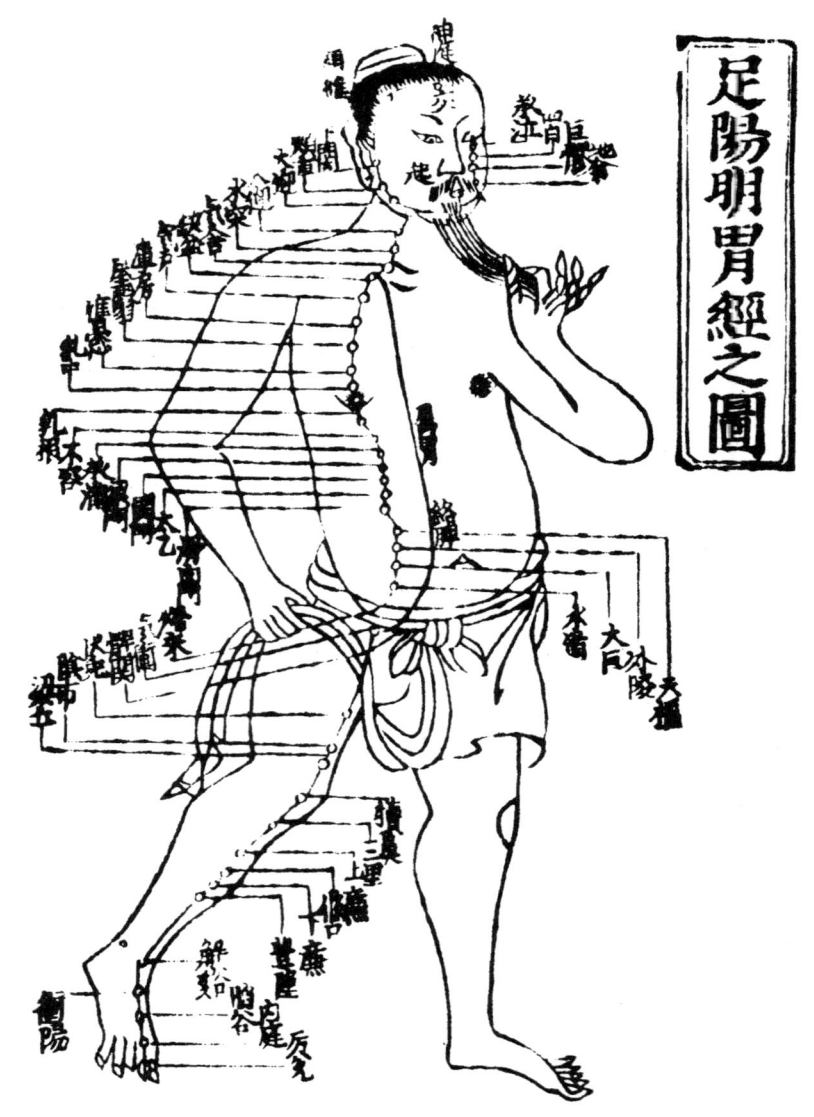

Diese Zeichnung einer alten chinesischen Akupunktur-Karte zeigt die Punkte auf dem Magenmeridian. Man vermutet, daß das Kartenblatt über 3000 Jahre alt ist.

2. Der Muskeltest

Der Muskeltest, auch unter dem Begriff »angewandte Kinesiologie« bekannt, ist eine sensationelle Untersuchungsmethode, die in den letzten Jahren entwickelt wurde. Sie unterscheidet sich von anderen Methoden darin, daß sie es möglich macht, eine direkte Antwort vom Körper selbst zu erhalten. Diese Antwort sagt uns mit absoluter Sicherheit, was im argen liegt und was getan werden sollte, um das Gesundheitsproblem anzugehen.

Somit sind wir nicht länger völlig auf menschliche Erfahrung und Urteile angewiesen. Statt dessen können wir den Körper selbst »fragen«, was ihm fehlt und was getan werden sollte, um ihm dabei zu helfen, die normalen Funktionen und eine gute Gesundheit selbst wiederherzustellen. Weil der Körper genau weiß, was er braucht, ist der Muskeltest in vieler Hinsicht unseren traditionellen Methoden der Diagnose weit überlegen.

Der Muskeltest hat es möglich gemacht, viele neue wichtige Tatsachen über die Gesundheit zu entdecken. Er hat gezeigt, daß Gesundheitsprobleme oft völlig andere Ursachen haben, als wir bisher dachten. Die in diesem Buch angeführten Fallgeschichten beschreiben die kolossalen Möglichkeiten, die sich uns nun bieten, um bei alltäglichen Gesundheitsproblemen zu helfen.

Die meisten Patienten, deren Geschichten im folgenden geschildert werden, konnten nicht genesen, ehe nicht die wahre Ursache ihrer Beschwerden durch die Anwendung des Muskeltests entdeckt wurde. Ärzten, die die herkömmlichen Untersuchungsmethoden benutzten, war es nicht möglich, diesen Patienten zu helfen. Sie waren nicht in der Lage, die exakten Ursachen der Symptome festzustellen.

Die Entwicklung der »angewandten Kinesiologie«

Die »angewandte Kinesiologie« ist ein wissenschaftliches Verfahren, das man dazu benutzt, um die Kraft der Hauptmuskeln des Körpers zu messen. Das geschieht durch Anwendung ganz spezieller Tests, die so angelegt sind, daß man jeden Muskel vereinzeln und seine, ihm eigene Kraft messen kann. Dann vergleicht man die Kraft gleichartiger Muskeln auf jeder Seite des Körpers miteinander. Wird ein merklicher Unterschied in der Kraft festgestellt, das heißt, daß der Muskel auf einer Seite des Körpers *erheblich* stärker oder schwächer als der entsprechende Muskel auf der anderen Seite des Körpers ist, bedeutet das, daß irgend etwas nicht stimmt.

Ursprünglich wurde der Muskeltest entwickelt, um Patienten zu helfen, die Probleme hatten, die auf der Schwäche von bestimmten Muskeln oder Muskelgruppen beruhten. So wurde er beispielsweise bei der Heilung von Patienten eingesetzt, die Unfälle hatten, die Haltungsschäden aufwiesen oder Opfer von Krankheiten waren, die zu Muskelschwäche führten.

Nachdem man durch den Muskeltest bestimmt hatte, welchen Muskeln man Aufmerksamkeit widmen mußte, wurden Maßnahmen ergriffen, die ihnen zu normaler Stärke verhelfen sollten. Physikalische Therapien und spezielle Gymnastik waren die gebräuchlichsten Methoden, um die schwachen Muskeln zu stärken. Die Fortschritte des Patienten konnten durch regelmäßig erfolgende Muskeltests festgestellt werden. So konnte entschieden werden, ob die geschwächten Muskeln auf die Behandlung ansprachen oder nicht.

Ursprünglich erregte der Muskeltest kein außergewöhnliches Interesse. Nur eine kleine Anzahl von Ärzten und Physiotherapeuten hatte etwas von den Tests gehört. Die Anwendungsmöglichkeiten der Muskeltests schienen sehr begrenzt, und es war kaum vorauszusehen, daß sie für irgendeinen anderen Zweck benutzt werden könnten.

Die große Entdeckung

Das allgemein fehlende Interesse an dem Muskeltest hätte höchstwahrscheinlich weiterhin angedauert. Doch plötzlich begannen die Ärzte, die die Methode anwandten, festzustellen, daß Muskelschwäche nicht nur durch Verletzungen oder eine schlechte physische Verfassung verursacht wurde. Sie entdeckten, daß es eine Menge anderer Ursachen gab, weswegen die Muskelschwäche auftrat.

Warum werden Muskeln schwach?

Zunächst waren die Ärzte, die mit dem Muskeltest arbeiteten, verwirrt durch die auftretenden Unterschiede in der Stärke der Muskeln, und sie konnten nicht verstehen, was wirklich geschah. Aber es wurde bald offenbar, daß Unterschiede in der Stärke der Muskeln ihre Ursache in Änderungen des Energieflusses entlang des Meridiansystems haben. Wenn der Energiefluß wegen einer störenden Einwirkung abnimmt, werden die Muskeln, die von ihm abhängen, auch schwächer. Normalisiert sich der Energiefluß, weil die Störfaktoren ausgeschaltet wurden, werden diese Muskeln sofort stärker. Die Zunahme wurde mit 300 bis 400% und sogar noch mehr gemessen.

In seinem faszinierenden Buch »Der Körper lügt nicht« beschreibt Dr. John Diamond einen wissenschaftlichen Versuch, bei dem ein »Cybex-Kraftmesser« dazu verwendet wurde, die Muskelstärke aufzuzeichnen. Erstaunlicherweise zeigte das Gerät eine Verminderung der Stärke um die Hälfte an, wenn die Versuchsperson schwächenden Einflüssen ausgesetzt war, wie Essen von raffiniertem Zucker, Denken an Unangenehmes, Hören von Rock-and-Roll-Musik.

Unterschiede in der Kraft der Muskeln, die von Veränderungen im Energiefluß entlang des Meridiansystems herrühren, sind also groß genug, um leicht festgestellt zu werden. Deshalb kann der Muskeltest – ähnlich wie die chinesische Pulsdiagnose – als eine verläßliche Untersuchungsmethode benutzt werden, um die Gründe für Störungen im Energiefluß festzustellen.

Als Ergebnis dieser Entdeckung stieß der Muskeltest nun in eine vollkommen neue Dimension vor. Ärzte, die diese Methode benutzten, begannen eine systematische Suche nach den verschiedenen Einflüssen, die die Muskeln schwächen.

Zunächst zog der Mangel an gewissen Nährstoffen die Aufmerksamkeit auf sich. Es wurde bald herausgefunden, daß der Mangel an Vitaminen und Mineralien mit der wichtigste Grund für Störungen im Energiefluß war und dadurch Muskelschwäche, Schmerzen und Fehlfunktionen hervorgerufen wurden.

Später fand man mit dem Muskeltest, daß ein bestimmter Mangel gewisse Muskeln und Körperteile mehr als andere beeinflußt.

Der Muskeltest erwies sich als eine solch aufregende Neuentdeckung, daß Seminare in »angewandter Kinesiologie« in den Vereinigten Staaten, Kanada und anderen Ländern veranstaltet wurden. Viele Ärzte lernten diese neue Wissenschaft und begannen, sie in ihren Praxen anzuwenden. Es wurden auch Kurse für Laien organisiert, die daran interessiert waren, ihren Familien und Freunden mit dem Muskeltest zu helfen, indem sie die Ursachen für übliche Gesundheitsprobleme entdecken.

Nachdem die »angewandte Kinesiologie« einige Zeit in Gebrauch war, fand man die wichtigsten Gründe für Muskelschwäche heraus:

1. Mangel an Vitaminen, Mineralien, Hormonen und Enzymen
2. Allergien und Überempfindlichkeiten
3. Ein außerordentlicher Vergiftungszustand des Körpers
4. Fehlstellungen des Skeletts
5. Negative Gedanken und emotionale Muster

All diese Faktoren haben ein Ungleichgewicht und Muskelschwäche zur Folge, weil sie störend auf den Fluß der Energie
entlang der Meridiane einwirken.

Der Muskeltest als Untersuchungsmethode

Der wirkliche Durchbruch geschah, als man bemerkte, daß in
dem Moment, in dem eine Person einen Teil ihres Körpers berührte, ihre Muskeln als deutlich schwächer getestet wurden,
wenn irgendein gesundheitlicher Schaden vorlag.

Sogar offensichtlich gesunde Personen haben viele Körperstel-
len, bei deren Berührung der Muskel schwach testet. Nach Ausschalten der zugrundeliegenden Probleme ist bei der gleichen Berührung keine Schwäche mehr festzustellen.

Aus diesem Grund kann man nach einer Heilbehandlung sofort mit dem Muskeltest feststellen, ob diese angeschlagen hat
oder ob weitere Behandlungen notwendig sind.

Die Rolle des Muskeltests bei der Vorbeugung

Wie die chinesische Pulsdiagnose, erlaubt es der Muskeltest, die
Störungen des Energieflusses festzustellen, lange bevor akute Beschwerden auftreten. Sobald der Körper falsch zu arbeiten beginnt, weil der Energiefluß entlang des Meridiansystems gestört
ist, kann das Ungleichgewicht sofort festgestellt werden. Vorbeu-
gende Maßnahmen können rechtzeitig getroffen werden, und das
Problem wird aus der Welt geschafft, noch bevor gesundheitliche
Schäden aufgetreten sind und äußere Symptome Zeit hatten, in
Erscheinung zu treten.

Auch wenn ein Patient überzeugt werden muß, daß eine Erkrankung vorliegt und eine Korrektur durch Behandlung notwendig
ist, kann der Muskeltest sehr nützlich sein. Fühlt die zu behandeln-

de Person selbst, daß ihre Muskeln schwach sind, wird es ihr klar, daß ein Problem vorhanden ist und daß etwas geschehen muß.

Der Muskeltest bestätigt, daß die Akupunkturtheorien richtig sind

Dank der Entdeckung des Muskeltests ist es schließlich möglich geworden, nachzuvollziehen, ob die uralten chinesischen Akupunkturtheorien richtig sind. In der Vergangenheit war das chinesische Konzept, daß die Energie im Körper entlang unsichtbarer Kanäle wandert, für die wissenschaftlichen Vorstellungen des Westens nicht akzeptabel. Nachdem uns nun der Muskeltest die Möglichkeit bietet, die Stärke der einzelnen Muskeln zu testen, wird es klar, daß die Chinesen recht hatten.

Wie bereits im 1. Kapitel erklärt, liegt für die Chinesen ein Hauptgrund für das Entstehen einer Krankheit in dem Ungleichgewicht der Körperenergie: Einige Teile des Körpers werden mit Energie überversorgt, während andere Teile zu wenig erhalten. Diese Theorie des Energieungleichgewichtes als Krankheitsursache ist schon Tausende von Jahren alt, wurde jedoch von modernen westlichen Ärzten verworfen. Durch die Anwendung des Muskeltests kann nun endlich nachgewiesen werden, daß die Energie des Körpers bei einer Person, die »nicht ausbalanciert« ist, ungleichmäßig verteilt ist. Denn: Einige ihrer Muskeln werden so lange als schwach getestet, wie das Ungleichgewicht vorhanden ist.

Dr. John Thie erklärt diesen Punkt in seinem Buch »Touch for health« (Gesund durch Berühren) eindeutig. Er schreibt:

»Wir gebrauchen den Muskeltest, um herauszufinden, wie gut die Energie im Körper fließt. Ein Muskel, der schwach testet, zeigt eine Blockade oder eine

Zusammenziehung des Energieflusses an. Den Prozeß, den wir benutzen, um den Energiefluß zu befreien und das Gleichgewicht wiederherzustellen, nennen wir ›Ausbalancieren‹.
Unabhängig davon, welche Symptome die Person zeigt, balancieren wir die Körperenergien aus, um den Körper in die beste Ausgangsposition zu bringen, von der aus er sich selbst heilen kann. Kein Heiler hat jemals geheilt – es ist der Körper selbst, der den Heilungsprozeß vollbringt.«

Ebenso kann mit dem Muskeltest gezeigt werden, wie sich nach Anwendung von Akupunktur, Akupressur oder anderen Methoden zum Ausbalancieren der Energiefluß verbessert und die Muskeln, die zuvor als schwach getestet wurden, nun stärker geworden sind. Die gestärkten Muskeln sind wiederum ein Beweis dafür, daß die Energie nun wieder ungehindert durch die Meridiane fließt und gleichmäßiger über den Körper verteilt ist.
Ist die Energie ungleichmäßig verteilt, beginnen viele Akupunkturpunkte bei Berührung schwach zu werden. Sie wirken wie »Warnlichter«, die »aufleuchten«, sobald sich ein Problem entwickelt. Sind die Ursachen für das Ungleichgewicht beseitigt, »verlöschen« diese Akupunkturpunkte und verursachen bei Berührung keine Schwäche mehr.

Muskeltest und das »Ausbalancieren« des Körpers

Seitdem man den Muskeltest als Untersuchungsmethode benutzt, wurde das Konzept der »Ausbalancierung« des Körpers (als eine Behandlungsart) mehr und mehr anerkannt. Meistens wird der Muskeltest verwendet, um festzustellen, was dem Körper grundsätzlich fehlt. Die Ärzte, die ihn anwenden, vertrauen auf eine indirekte Form der Behandlung. Ihr Ansatz basiert auf folgender Annahme: Es genügt, die allgemeinen Körperfunktionen zu verbessern, damit der Körper in der Lage ist, die speziellen Probleme selbst zu korrigieren. Das ist genau das Prinzip, nach dem die chinesische Medizin seit Tausenden von Jahren arbeitet. Weil das Hauptaugenmerk der Ärzte, die den Muskeltest anwenden, darauf gerichtet ist, die allgemeinen Körperfunktionen zu verbessern, ist es nicht überraschend, daß sie unter den ersten waren, die sich für die chinesische Medizin interessierten. Die positiven Behandlungsergebnisse waren von Anfang an ermutigend.

Die Stiftung »Touch For Health«

Wenn man über den Muskeltest schreibt, ist es unmöglich, die Stiftung »Touch For Health« (Gesund durch Berühren) nicht zu erwähnen. Sie wurde von Dr. John Thie vor über 15 Jahren in Pasadena, Kalifornien gegründet. Der Versuch, den Nutzen des Muskeltests einer großen Anzahl von Menschen zugute kommen zu lassen, war für Dr. Thie der Hauptgrund für die Gründung der Organisation. Die wichtigste Funktion dieser Stiftung besteht darin, sowohl Kurse für Gruppen von Laien abzuhalten als auch Lehrer auszubilden, die den Muskeltest in anderen Gebieten unterrichten können.

Das Programm war so erfolgreich, daß es mittlerweile Lehrer gibt, die den Muskeltest für Laien in den meisten Teilen der Welt einschließlich der Vereinigten Staaten, Australien, Neuseeland, Europa und Kanada unterrichten.

So wurde über eine Million Menschen erfolgreich mit der Gesund-durch-Berühren-Technik behandelt. Viele wurden von ihren Kopfschmerzen, Rückenschmerzen und anderen Schmerzen oder Übeln geheilt. Selbst Menschen mit ernsteren Gesundheitsproblemen, die nicht auf herkömmliche Methoden ansprachen, wurde mit der einfachen Technik der Ausbalancierung des Körpers geholfen.

Beispiele für Untersuchungen mit Hilfe des Muskeltests

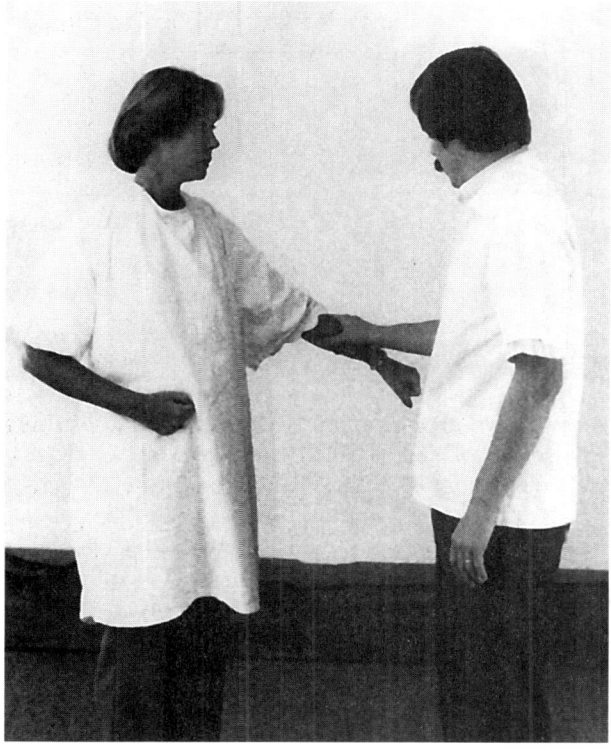

Bild 1: Hier kann die zu Untersuchende den Arm gegen den Druck der Hilfsperson halten, ohne Schwäche und ohne ihre Muskeln zu verkrampfen. Nachdem sie ihre geschlossene Faust auf ihren Unterbauch legte, wurde sie allerdings merkbar schwächer und konnte ihren Arm nicht mehr länger gegen den gleichen ausgeübten Druck ausgestreckt halten. Diese Schwäche entsteht immer dann, wenn die zu untersuchende Person ihre geschlossene Faust über den Teil ihres Körpers hält, in dem ein Problem vorhanden ist.

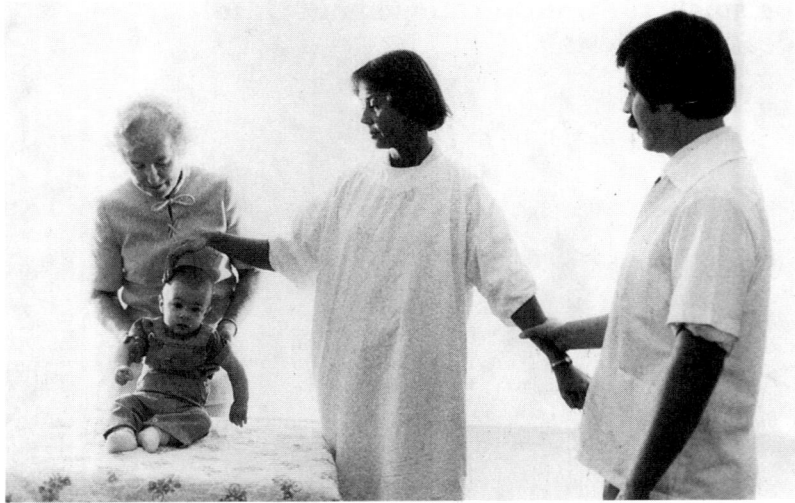

Bild 2: Wie man auf dem Foto erkennen kann, ist es möglich, eine Ersatzperson einzuschalten, wenn der Patient selbst (hier ein Kleinkind) aus irgendwelchen Gründen nicht dem Test unterzogen werden kann. Hier hält die Ersatzperson ihre Hand auf den Kopf des Babies. Das machte sie schwach, und ihr Arm sank nieder, obwohl der gleiche Druck wie zuvor ausgeübt wurde. Offenkundig befindet sich an dieser Stelle eine Fehlstellung im Schädel des Babies.

Beachte: Wenn jemand die Hand auf einen Teil des Körpers hält, in dem ein Ungleichgewicht der Energie vorhanden ist, das heißt in dem irgendetwas nicht stimmt, wird er nicht immer Muskelschwäche zeigen. Wegen eines magnetischen Effekts wird er Schwäche nur dann verspüren, wenn er entweder die Handinnenfläche oder den Handrücken auf dieses Gebiet legt. Die beste Lösung besteht darin, ihn zu bitten, seine geschlossene Faust zu benutzen. Auf diese Weise kann er das Gebiet mit beiden Hautflächen, d. h. der Haut auf der Innenseite der Hand und der Haut des Handrückens zur gleichen Zeit berühren.

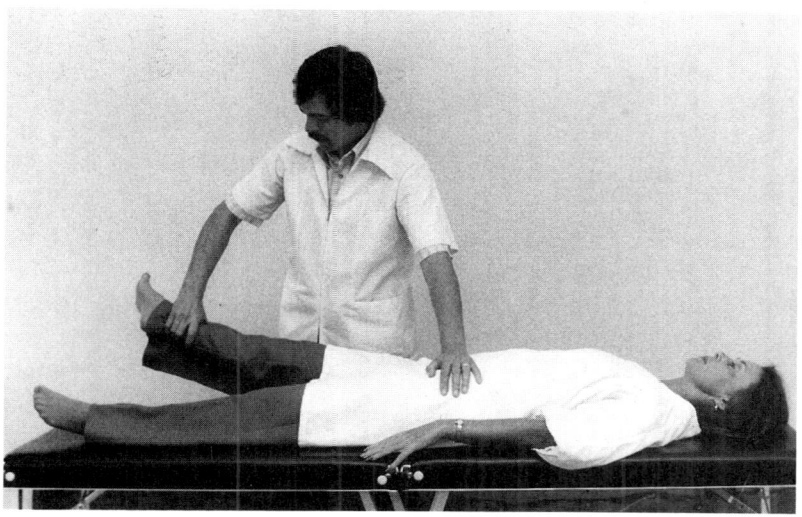

Bild 3: Dieses Foto zeigt den Test für den Iliopsoas-Muskel. Die Stärke
des Iliopsoas-Muskels wurde auf der rechten Seite getestet und verglichen mit der Stärke desselben Muskels auf der linken Seite. Hier kann
die zu Untersuchende ihr rechtes Bein nicht gegen den gleichen Druck
aufrechthalten, der auf ihr linkes Bein zu Testzwecken ausgeübt wurde.
Ihr rechtes Bein gibt nach und sinkt nieder. Also liegt eindeutig eine
Störung des Energieflusses vor, die abgestellt werden muß. Man verglei-
che dieses Bild mit dem nächsten Foto.
Es ist zu beachten, daß die Testperson immer ein weißes Baumwollge-
wand trägt. Die Farbe der Kleidung kann nämlich das Testergebnis beeinflussen. Auch sollten alle Metallgegenstände entfernt werden. Sie
können ebenfalls den Test stören und es können sich falsche Resultate
ergeben.

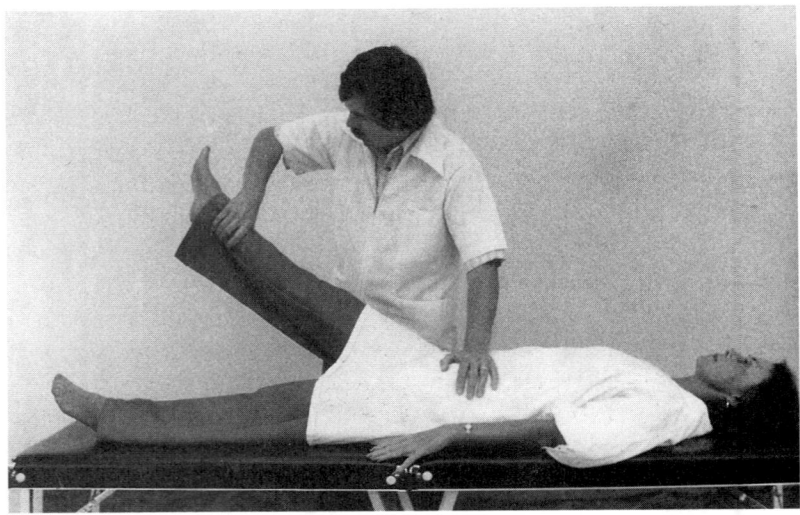

Bild 4: Dies ist der gleiche Test für den Iliopsoas-Muskel wie auf Bild 3 gezeigt. Nachdem der Schädel der Patientin justiert wurde (wie und warum der Schädel justiert, also richtig »eingestellt« wird, steht in Kapitel 6), ließ der Druck auf das Gehirn und das Rückenmark nach. Ihre Muskeln erlangten die alte Stärke wieder und das Becken richtete sich aus. Der Energiefluß war also gestört, weil der Schädel der Patientin eine Fehlstellung aufwies. Nach Korrektur der Fehlstellung kann die Energie wieder ungestört entlang der Meridiane fließen. Das Foto zeigt, daß es der Patientin nun möglich ist, ihr Bein ausgestreckt zu halten. Der Iliopsoas-Muskel hält stand, obwohl der gleiche Druck ausgeübt wird wie auf Bild 3.

3. Der passive Muskeltest

Ursprünglich konzentrierten sich die Ärzte, die die »angewandte Kinesiologie« als eine Art der Diagnose nutzten, völlig darauf, die Stärke der Muskeln unter verschiedenen Verhältnissen zu testen. Man merkte jedoch bald, daß die gleichen Reize, die die Stärke der Muskeln beeinträchtigen, gleichzeitig die Ursache vieler leicht zu entdeckender Veränderungen im Körper sind. Die Methoden, die für die Entdeckung dieser Veränderungen angewandt werden, beruhen auf dem Nachweis der Unterschiede in der Zusammenziehung und Entspannung der Muskeln. Da es nicht um die Messung der Änderungen der Muskelstärke selbst geht, nennt man diese Methoden manchmal auch »passiven Muskeltest«.

Hierbei sind die gleichen Reize, die die Veränderungen in der Stärke der Muskeln hervorrufen, Ursache für die Veränderungen im Grad der Spannung und Entspannung der Muskeln. Aus diesem Grund wird der »passive Muskeltest« auch als ein ausgezeichneter und genauer Weg zur Feststellung von Veränderungen des Energieflusses entlang der Meridiane angesehen. Wie die »angewandte Kinesiologie« ermöglicht uns der »passive Muskeltest«, den Körper als sein eigenes Untersuchungs-Instrument zu gebrauchen. Und das anstelle von Instrumenten mit zweifelhafter Genauigkeit. Weil der Körper im Gegensatz zu Instrumenten immer korrekt reagiert, können Fehler ausgeschlossen werden, wenn man entsprechend sorgfältig arbeitet.

Der größte Nachteil des passiven Muskeltests besteht darin, daß die zu untersuchende Person die Veränderungen, die sich beim Aufbringen der verschiedenen Reize auf den Körper ergeben, selbst nicht erkennen kann. Es kann so schwieriger sein, den Patienten davon zu überzeugen, daß ein Eingriff zur Korrektur notwendig ist. In dieser Hinsicht hat der reguläre Muskeltest einen großer Vorteil: Wenn ein Patient die Veränderungen seiner Muskelstärke selbst fühlt, ist es leichter für ihn, einzusehen, daß irgendetwas getan werden muß, um das Problem zu beheben.

Der passive Muskeltest hat jedoch einige wesentliche Vorteile gegenüber dem regulären Muskeltest. Der größte Vorteil besteht darin, daß jeder mit dieser Methode untersucht werden kann. Da die Stärke des Patienten selbst keine Rolle spielt, ist es möglich, Menschen zu untersuchen, die auf dem regulären Wege der »angewandten Kinesiologie« nicht wirkungsvoll untersucht werden können.

Ein weiterer Vorteil des passiven Muskeltests besteht darin, daß die Subjektivität ausgeschaltet wird. Denn beim regulären Muskeltest können Probleme entstehen, weil die zu untersuchende Person große Schmerzen hat, oder zu schwach oder zu stark ist, um fehlerfrei getestet zu werden. In solchen Fällen kann die Beurteilung, ob ein Unterschied in der Muskelstärke auch wirklich vorhanden ist, schwierig sein. Diese Probleme entstehen nicht beim passiven Muskeltest.

Darüberhinaus ist der passive Muskeltest einfach anzuwenden. Es gibt keine Notwendigkeit, spezifische Testformen für verschiedene Muskeln zu lernen. Einige Techniken sind so einfach, daß sie jedermann benutzen kann, wenn er nur den Anweisungen sorgfältig folgt. Wie bei der »angewandten Kinesiologie« fühlen sich einige Menschen bei dieser Testmethode »wohl wie der Fisch im Wasser«. Denn wer die Anweisungen befolgt, kann mit großem Erfolg lernen, wie man den passiven Muskeltest anwendet.

Man soll nicht aufgeben, wenn man anfänglich Schwierigkeiten hat, die Methode selbst anzuwenden. Am besten versucht man es anfangs mit verschiedenen Personen. So wird man schnell jemanden finden, der leicht zu untersuchen ist. Kinder lassen sich übrigens leichter testen als Erwachsene. Man wird keine Schwierigkeiten haben, sie auf verschiedene Probleme hin zu untersuchen. Diese erfolgreiche Erfahrung gibt das nötige Vertrauen und ein besseres Verständnis dafür, wie der Körper reagiert.

Wer noch immer Schwierigkeiten hat, den Muskeltest anzuwenden, der sollte versuchen, mit einigen Freunden zusammenzukommen und sich gegenseitig zu testen. Erfahrungsgemäß ist meist einer in der Gruppe, der die Sache bald gut verstanden hat. Danach können alle von ihm lernen.

Hat man erst einmal das »Gefühl« für diese Methode entwickelt, wird man sich darüber wundern, warum man am Anfang Schwierigkeiten hatte. Man braucht nur ein klein wenig Übung und Geschicklichkeit, um Erfolg zu haben. Nachdem man ungefähr zehn Leute untersucht hat, ist man bereits ein richtiger »Fachmann«.

Ein weiterer Weg, die Methode zu erlernen, kann auch darin bestehen, ein Seminar zu besuchen, das von einem erfahrenen Lehrer veranstaltet wird. Hierfür können Sie sich zum Beispiel an das Zentrum »Touch for Health« wenden. Kinesiologieseminare werden von »Touch for Health« auch in Deutschland veranstaltet.

Die üblichen Techniken für den passiven Muskeltest werden nachfolgend erläutert:

Untersuchung der Arme auf Längenänderung

Die einfachste Methode des passiven Muskeltests ist die Untersuchung der Längenänderung der Arme. Diese Methode kann jeder ohne ein spezielles Training durchführen: Man bittet die zu untersuchende Person, sich auf den Rücken zu legen und die Arme über ihren Kopf auszustrecken, so wie es auf Bild 1 zu sehen ist. Es zeigt sich, daß die Arme meist unterschiedliche Länge haben – ein Arm erscheint kürzer als der andere.

Die Tatsache, daß die meisten Menschen unterschiedliche Armlängen haben (untersucht man sie auf diese Weise), ist schon seit langem bekannt. Die Ursache wurde jedoch nicht verstanden, und man schenkte dieser Erscheinung nur wenig Aufmerksamkeit. Seitdem jedoch der Muskeltest eingesetzt wurde, ist immer klarer geworden, daß der Unterschied in der Länge der Arme auf einem Ungleichgewicht der Körperenergie beruht.

Aufgrund dieses Ungleichgewichts sind die Arm- und Schultermuskeln auf der einen Seite des Körpers stärker und mehr zusammengezogen als die auf der anderen Seite. Dieser Unterschied ergibt sich aus dem Grad der Muskelspannung, der bewirkt, daß der Arm auf der stärkeren Seite kürzer erscheint.

Die Armlängendifferenz kann als Diagnose-Instrument eingesetzt werden, weil entdeckt wurde, daß jeder Reiz – wie unbedeutend auch immer – der den Energiefluß entlang der Meridiane verbessert, auch die Unterschiede der Verspannung in den Arm- und Schultermuskeln verschwinden läßt. Deshalb werden sich die Armlängen wieder angleichen, sobald solch ein Reiz eingesetzt wird.

Bild 1 zeigt eine Person, die auf den Unterschied ihrer Armlänge hin untersucht wird. Ein Unterschied in der Armlänge entsteht nur dann, wenn die Arme von der Person, die die Untersuchung durchführt, sehr vorsichtig aufwärts geführt werden. Wird die Untersuchung nicht so ausgeführt, erscheint kein Unterschied in der Armlänge und die Arme scheinen gleich lang zu sein.

Für die Längenkontrolle sollten nicht die Fingerspitzen, sondern die Unterseite der Handflächen miteinander verglichen werden. Die Hände sollten sich nicht berühren. Jeder Arm sollte ausgestreckt direkt über den Kopf des zu Untersuchenden in Verlängerung der Körperachse gehalten werden. Wenn der Unterschied in der Länge beträchtlich ist, wie das auf Bild 1 zu sehen ist, liegt bei der zu untersuchenden Person eindeutig eine Mangelerscheinung vor. Ist der Unterschied nur gering, muß genau überprüft werden, ob wirklich ein Längenunterschied vorliegt: Hat man die Arme des zu Untersuchenden so weit wie möglich nach hinten gezogen, kann es hilfreich sein, wenn man ein paarmal leicht daran zieht. Auf diese Weise ist der Unterschied in der Armlänge leichter zu erkennen. Um Fehler sicher zu vermeiden, sollte jeder Test zumindest zweimal wiederholt werden.

Außerdem ist unbedingt festzustellen, ob die zu untersuchende Person voll entspannt ist und ob der Körper gerade liegt. Unterläßt man dies, können leicht Fehler entstehen.

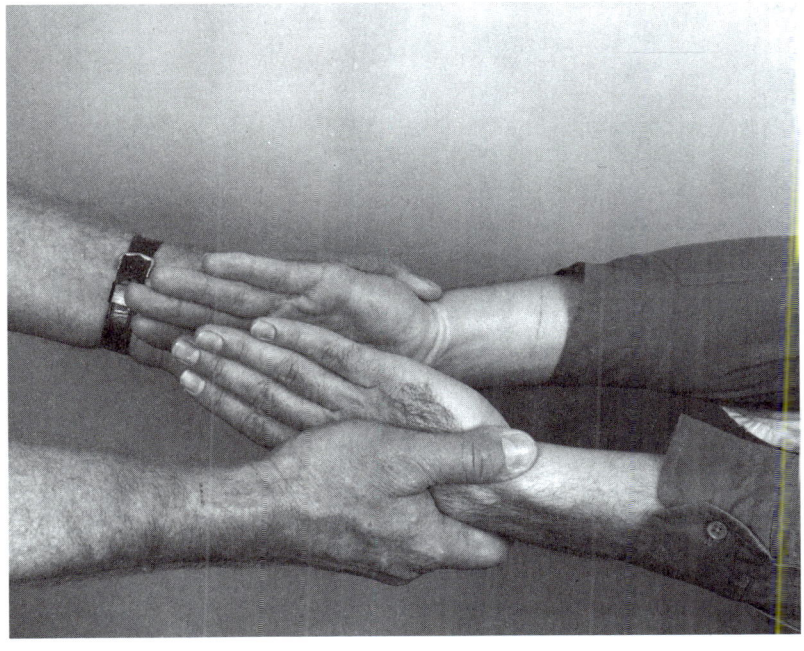

Bild 1: Dieses Foto zeigt eine Person, die auf den Unterschied ihrer Armlängen untersucht wird. In den meisten Fällen ist ein leicht zu bemerkender Unterschied vorhanden.

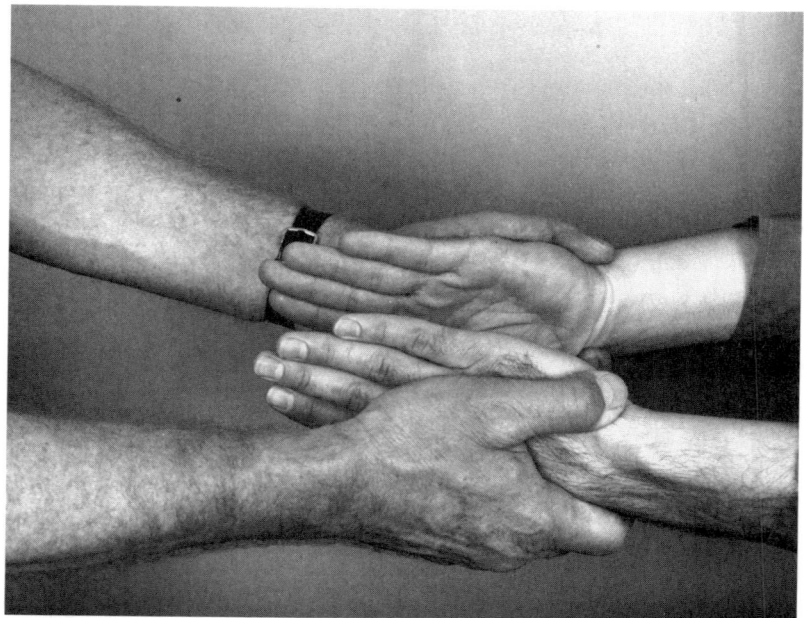

Bild 2: Wenn sich der Energiefluß entlang der Körpermeridiane verbessert, gleichen sich die Armlängen einander sofort an.

Auf welche Mangelerscheinungen verweist der Muskeltest?

Der passive Muskeltest kann dazu benutzt werden, ernährungsbedingte Defizite festzustellen. Es tritt nämlich immer dann eine sofortige Verbesserung des Energieflusses ein, wenn ein Vitamin oder ein Mineral an einer beliebigen Körperstelle der zu untersuchenden Person aufgebracht wird, das dieser Person fehlt. Als Ergebnis verschwinden die Unterschiede in der Zusammenziehung der Muskeln, und die Armlängen gleichen sich an.

Diese äußerst wichtige Entdeckung liefert nun einen einfachen Weg, Mangelerscheinungen festzustellen. In einem Zeitraum von Sekunden kann man genau herausfinden, welche ernährungsbedingten Mangelerscheinungen eine Person hat, indem man verschiedene Vitamine oder Mineralien in verschiedenen Dosierungen auf den Körper legt, bis eine Längenangleichung der Arme eintritt. Dabei ist man nicht auf die Hilfe von komplizierten Apparaturen angewiesen, die mehr oder weniger genau messen.

Werden beim Test zuviel Vitamin- oder Mineraltabletten auf den Körper des zu Untersuchenden gebracht, löst dies erneut ein Ungleichgewicht in der Energie aus. Dann wird der Unterschied der Armlängen wieder erscheinen, weil sich auch wieder Unterschiede im Grad der Muskelzusammenziehung und -stärke ergeben. Bei Anwendung dieser Methode ist es nicht nur möglich festzustellen, welche Mangelerscheinungen eine Person hat, es ist auch möglich, die Menge an Vitaminen oder Mineralien, die die Person einnehmen sollte, genau zu bestimmen.

Reichen zum Beispiel drei Tabletten einer Vitaminergänzung aus, um die Armlängen auszugleichen und führen mehr als drei Tabletten dazu, daß wieder eine Differenz in der Armlänge eintritt, bedeutet das, die Person braucht davon 3 Tabletten. Das gleiche Prinzip gilt für alle Nahrungsergänzungsstoffe, deren Mangel bei der Person getestet wird.

In den meisten Fällen ist es nicht notwendig, das Nahrungsergänzungsmittel direkt auf der bloßen Haut der Person aufzubringen. Es ist gewöhnlich ausreichend, diese Mittel auf seine Kleidung zu legen, es sei denn, er ist zu dick angezogen. Solange sich die Tabletten im elektromagnetischen Feld des Körpers befinden, das über die Kleidung hinausreicht, ist die Wirkung die gleiche, als ob sie direkt auf der Haut liegen würden.

Untersuchung auf Gebiete mit Über- oder Unteraktivität

Es ist bereits darauf hingewiesen worden, daß immer dann, wenn eine Problemzone am Körper des zu Untersuchenden berührt wird, eine sofortige Verbesserung im Energiefluß entlang der Körpermeridiane eintritt. Aus diesem Grund verschwinden die Unterschiede im Grad der Zusammenziehung der Muskeln – und damit auch die Unterschiede in der Armlänge –, sobald ein Helfer den Teil des Körpers des zu Untersuchenden berührt, bei

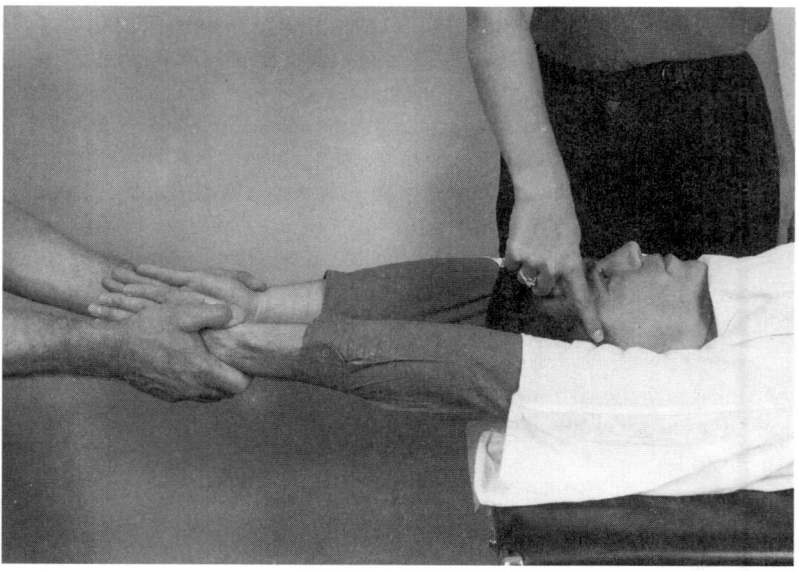

Bild 3: Wie auf diesem Foto zu sehen ist, bewirkt die Berührung des Schädelknochens, der eine Fehlstellung aufweist, eine sofortige Veränderung des Energieflusses entlang der Körpermeridiane. Das hat konsequenterweise zur Folge, daß die Arme eine gleiche Länge aufweisen.

38

dem irgendetwas nicht stimmt (siehe Bild 3). Diese Entdeckung liefert uns eine einfache Methode, um festzustellen, ob an dieser Körperstelle etwas nicht normal funktioniert.

Will man zum Beispiel testen, ob die Leber des zu Untersuchenden eine Überaktivität aufweist, braucht man nur einen Helfer zu bitten, das Gebiet über der Leber (untere Brustkorbgegend auf der rechten Seite) mit seinen Fingerspitzen zu berühren, während man selbst die Armlängen vergleicht. Sind in diesem Fall die Armlängen gleich, zeigt das eine positive Antwort.

Seit langem ist bekannt, daß der Südpol eines Magneten dazu benutzt werden kann, Überaktivitäten (Entzündungen oder Reizungen) festzustellen, während der Nordpol Unteraktivitäten anzeigt. Die Fingerspitzen entsprechen dem Südpol eines Magneten und die Knöchel dem Nordpol. Wenn man also nach Überaktivitäten sucht, sollte man den in Frage kommenden Teil des Körpers mit den Fingerspitzen berühren. Sucht man nach Unteraktivitäten, gebraucht man die Handknöchel.

Untersuchung auf Allergien

Der Test für die Untersuchung auf Allergien entspricht dem der Untersuchung zur Aufspürung von Entzündungen oder Reizungen. Bei der Suche nach Allergien muß man den Körper mit den Dingen in Kontakt bringen, gegen die er allergisch sein könnte, damit eine direkte lokale Irritation (Reizung) des Gewebes stattfindet.

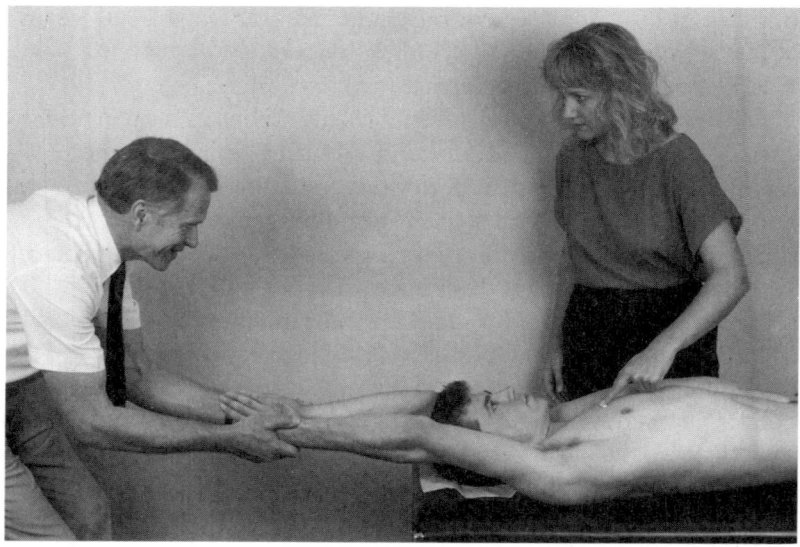

Bild 4: Auf diesem Foto wird eine Person auf Überempfindlichkeit gegenüber normal gebräuchlichen Schmerztabletten, die ohne Rezept verkauft werden, getestet. Die Tablette liegt, wie man sehen kann, unter dem Finger der Helferin. Die Arme des Untersuchten sind gleich lang. Das zeigt, daß er allergisch auf das Arzneimittel reagiert.

Der mögliche Allergieauslöser kann ein Nahrungsmittel, eine Chemikalie, Kosmetika oder ähnliches sein. Wenn man allergische Reaktionen untersucht, sollte man nur sehr geringe Mengen des Allergens (Testmaterials) benutzen. Der Helfer kann seine Finger sowohl über dem Testmaterial als auch über der Haut halten und somit in Kontakt mit beidem stehen. Wenn das Testmaterial Reizungen des Gewebes verursacht, bewirkt ein Berühren des Gebietes einen sofortigen Ausgleich der Armlänge. Nutzt man diese einfache Entdeckung, ist es möglich, allergische Reaktionen schneller und mit größerer Genauigkeit festzustellen als mit allen in der Vergangenheit benutzten Methoden. In Sekundenschnelle kann so bestimmt werden, ob ein bestimmtes Nah-

40

rungsmittel oder eine andere Substanz die Ursache von allergischen Reaktionen ist.

Wenn man auf den Genuß von Nahrungsmitteln verzichtet, gegen die man überempfindlich ist, kann dies das Leben verändern. Das Resultat kann ein erstaunlicher Zuwachs an Energie und Wohlbefinder sein. Ein weiterer oft beobachteter Nebeneffekt kann in einer erheblichen Gewichtsabnahme bestehen.

Untersuchung der Beine auf Längenänderung

Eine andere einfache Form des »passiven Muskeltests« besteht darin, die Länge beziehungsweise die Höhe der Unterschenkel zu untersuchen. Dabei liegt die zu untersuchende Person auf dem Bauch (siehe Bild 5). Die Beine sind am Knie abgebogen und stehen senkrecht zur Unterlage. Wenn man ein wenig Druck auf die Beine ausübt, wird man feststellen, daß ein Bein normalerweise kürzer erscheint. Wie der Unterschied der Armlängen ist der Höhenunterschied der Unterschenkel ein sichtbares Zeichen für ein Energieungleichgewicht im Körper. Es beruht auf einem Unterschied der Muskelstärke auf den beiden Seiten des Körpers: Das Bein auf der stärkeren Seite des Körpers erscheint höher, weil es mit Energie überversorgt wird, während das Bein auf der schwächeren Seite des Körpers niedriger erscheint. Dieses ist mit Energie unterversorgt und gibt deshalb unter sanftem Druck mehr nach.

Wie in dem Beispiel, in dem die Armlängen verglichen wurden, verschwindet der Unterschied in der Beinhöhe sofort, nachdem der Energiefluß entlang der Körpermeridiane verändert wurde. Der Energiefluß wird bekanntlich genau dann verändert, wenn ein Vitamin oder ein Mineral, mit dem der zu Untersuchende unterversorgt ist, auf den Körper gebracht wird oder wenn der Teil des Körpers berührt wird, mit dem etwas nicht in Ordnung ist. Die entsprechende Körperreaktion kann beim Beinlängenvergleich ebenso wie bei den anderen Methoden des Muskeltests genutzt werden. Es können dieselben Probleme auf gleiche Art und Weise herausgefunden werden.

Bei vielen Menschen findet man auffallende Unterschiede in der Höhe der Unterschenkel sehr leicht. Aber Vorsicht! Es können Fehler bei der Auswertung der Untersuchung unterlaufen, wenn die Unterschenkel nicht so aufrecht wie möglich gehalten werden und wenn die Füße nicht vorsichtig nach unten gedrückt werden. Die Füße dürfen nicht nach unten kippen. Falls dies geschieht, ist es möglich, daß der Höhenunterschied der Unterschenkel nur sehr schwer festzustellen ist.

Auf den folgenden Bildern trägt der zu Untersuchende Schuhe. Diese wurden beim Fotografieren lediglich angelassen, weil man ohne sie den Höhenunterschied der Unterschenkel nur

Bild 5: Dieses Foto zeigt eine Person, die auf einen Unterschied in der Höhe der Unterschenkel untersucht wird. In den meisten Fällen findet man einen leicht festzustellenden Unterschied.

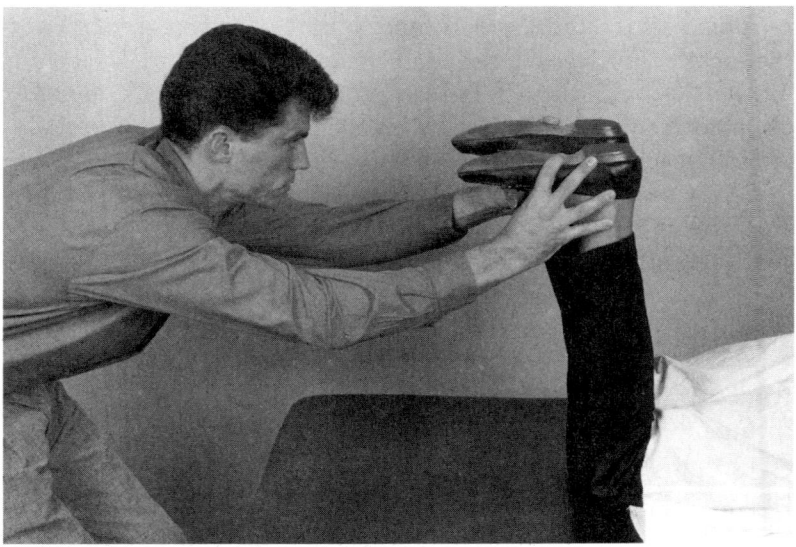

schwer gesehen hätte. Es ist jedoch viel leichter, den Höhenunterschied zu testen, wenn Schuhe und Strümpfe ausgezogen werden. Am besten drückt man leicht in die Fußhöhlung und vergleicht nur die Höhe der Fersen.

Bild 6: Hier wird der zu Untersuchende auf einen Mangel an Vitamin B getestet. Man sieht, daß die Beine auf gleicher Höhe stehen. Das heißt, daß er Vitamin B braucht. Die Vitamintablette liegt in den Kniekehlen auf dem Baumwolltuch.

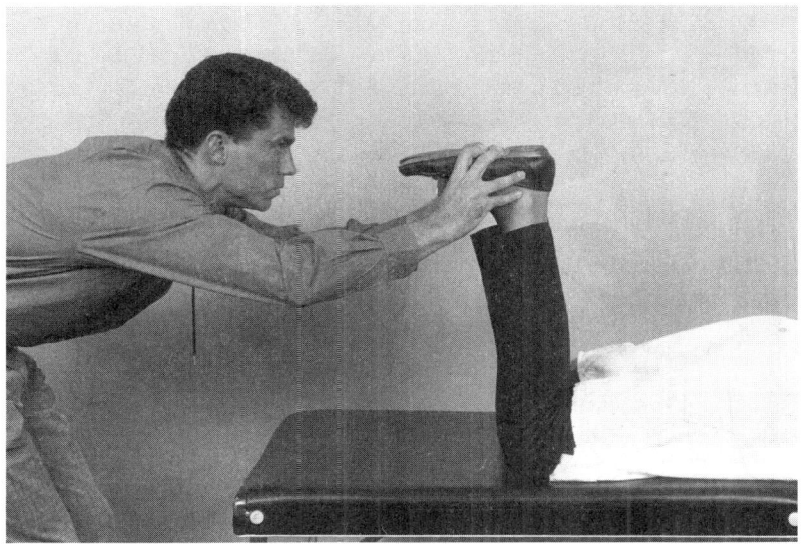

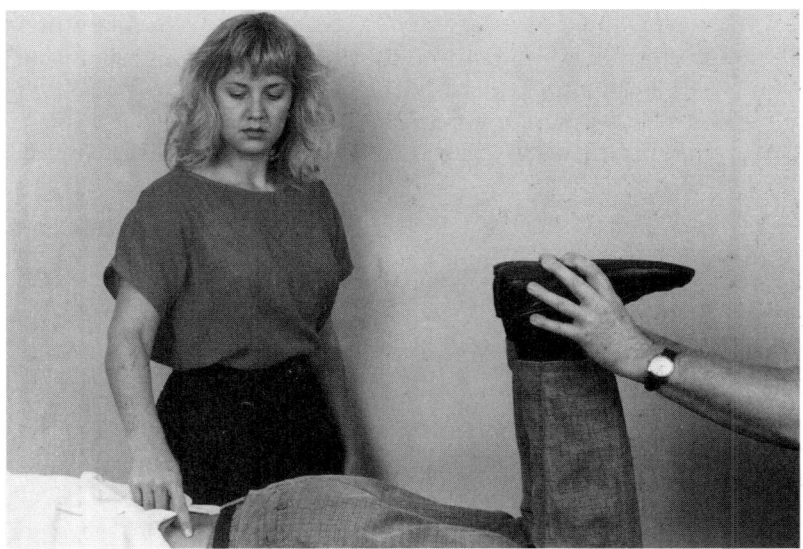

Bild 7: Die Person auf diesem Foto wird auf eine mögliche allergische Reaktion auf Schokolade untersucht. Man kann sehen, daß eine positive Reaktion erfolgt ist, denn die Beine weisen eine gleiche Höhe auf. Zu Testzwecken wurde ein sehr kleines Stück Schokolade benutzt. Es kann nicht gesehen werden, weil es unter dem Finger der Helferin liegt.

Untersuchung mit Hilfe des Hand-Haltungsmessers oder der Hand

Der Hand-Haltungsmesser ist ein Instrument, das ursprünglich dazu entwickelt wurde, die Hüfthöhe von Patienten zu messen (siehe Bild 8 + 9). Es wurde angenommen, daß eine Fehlstellung der Beckenknochen vorlag, wenn das Instrument anzeigte, daß die Hüften einer Person ungleichmäßig hoch lagen. Mit Hilfe von Röntgenaufnahmen des unteren Rückens dieser Patienten fand man jedoch häufig heraus, daß die Schrägstellung des Beckens auf den Röntgenaufnahmen gerade entgegengesetzt zur Anzeige des Hand-Haltungsmessers war.

Zunächst konnte man keine Erklärung für diese unerwartete Unvereinbarkeit finden. Bald wurde es aber offensichtlich: Der Haltungsmesser mißt nur den Unterschied im Grad der Zusammenziehung der Hüftmuskeln auf beiden Seiten der Taille. Fehlstellungen und Schrägstellungen der Beckenknochen selbst können nicht genau genug mit diesem Instrument gemessen werden. Sein Gewicht ist so gering, daß es oben auf den Hüftmuskeln liegen bleibt und nicht bis zu den Hüftknochen vordringt. Sind zum Beispiel die Muskeln auf der rechten Seite der Taille härter und mehr zusammengezogen als auf der linken Seite, werden sie den Hand-Haltungsmesser auf der rechten Seite höher drücken. Diese Schräglage des Hand-Haltungsmessers erweckt den Eindruck, der rechte Hüftknochen würde höher liegen, obwohl auch das Gegenteil richtig sein könnte.

Aufgrund dieser Erkenntnis nützte man den Hand-Haltungsmesser bald für den passiven Muskeltest. Der Unterschied im Grad der Zusammenziehung der Hüftmuskeln war ein eindeutiges Zeichen für ein Ungleichgewicht der Energien im Körper. Ist zum Beispiel die rechte Seite einer Person stärker, weil sie einen Überfluß in der Energieversorgung aufweist, sind die Taillenmuskeln auf dieser Seite härter und stärker zusammengezogen, während die auf der linken Seite weicher und entspannter sind.

Wie man den Haltungsmesser benutzt

Wenn sich der Energiefluß verändert, verschwindet sofort der Unterschied im Grad der Zusammenziehung der Hüftmuskeln auf beiden Seiten der Taille. Der Haltungsmesser stellt sich waagrecht, so wie das ähnlich bei den Unterschieden in der Armlänge beziehungsweise der Unterschenkelhöhe der Fall ist. Aus diesem

Der passive Muskeltest

Grund ist die Feststellung des Grades der Zusammenziehung der Taillenmuskeln mit dem Haltungsmesser oder auch nur mit den Händen eine weitere Methode des passiven Muskeltests. Man benützt auch diese Methode, um die Ursachen von Störungen im Energiefluß entlang der Körpermeridiane zu entdecken.

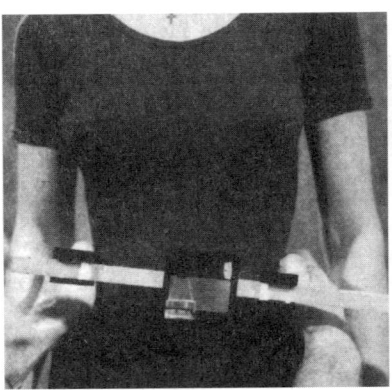 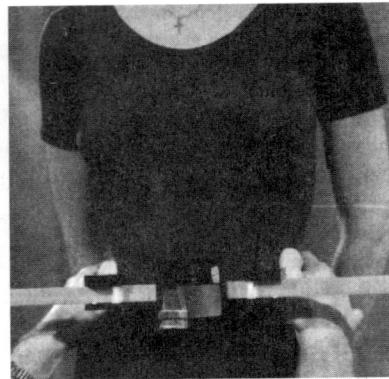

Bild 8: Dieses Foto zeigt, wie eine Person auf unterschiedliche Muskelspannungen mit Hilfe des Hand-Haltungsmessers getestet wird. Da die Muskeln auf der rechten Seite der Person stärker sind und sich mehr zusammenziehen, heben sie den Haltungsmesser auf dieser Seite an.

Bild 9: Jeder Reiz, der den Energiefluß entlang der Körpermeridiane verändert, verursacht eine Entspannung der Hüftmuskeln. Als Ergebnis stellt sich der Haltungsmesser gerade ein, wie dies das Foto zeigt. Besitzt man für die geschilderte Untersuchung keinen Hand-Haltungsmesser, genügt es, die Hände auf die Hüften der zu untersuchenden Person zu halten, um so die Differenzen in der Höhe zu testen.

Hand-Haltungsmesser-Test mit Ersatzperson

Die Untersuchungsmethode mit dem Hand-Haltungsmesser kann sehr gut mit einer Ersatzperson durchgeführt werden, was bei dem Armlängen- und Beinlängenvergleich nicht möglich ist. Das Wort Ersatzperson (Surrogat) bedeutet »Einer, der den Platz für einen anderen einnimmt«. Berührt eine Ersatzperson eine andere Person, die untersucht werden soll, reagiert der Körper der Ersatzperson immer dann, wenn sich der Energiefluß in der zu untersuchenden Person ändert (siehe Bild 10).

Mit einer Ersatzperson ist es möglich, alle die Personen zu untersuchen, die nicht mit anderen Methoden getestet werden können. Sogar Hunde, Katzen und andere Tiere werden auf diese Weise untersucht. Die Untersuchung mit Hilfe der Ersatzperson ist oft leichter, falls diese gut zu testen ist; das heißt starke Reaktionen zeigt.

Zunächst aber muß die Person, die als Ersatzperson agieren soll, den Hinterhaupt-Schädelknochen (den universellen Schädelfehler, siehe Kapitel 6) justiert bekommen, damit nicht von vornherein ein Unterschied in der Muskelzusammenziehung auf beiden Seiten der Taille besteht. Personen, deren Hüfthöhen auch nach dem Justieren noch unterschiedlich sind (wenn sie mit dem Hand-Haltungsmesser getestet werden), sind als Ersatzpersonen ungeeignet.

Untersuchung auf Mangelzustände mit Hilfe von Reflexpunkten

Durch den Gebrauch des Muskeltests wurden spezifische Punkte am Körper entdeckt, die bei Berührung mit der Fingerspitze zu einem schwachen Muskeltest führen, sofern der Testperson bestimmte Vitamine oder Mineralien fehlen. Viele dieser Punkte sind wahrscheinlich den chinesischen Akupunkturmeridianen

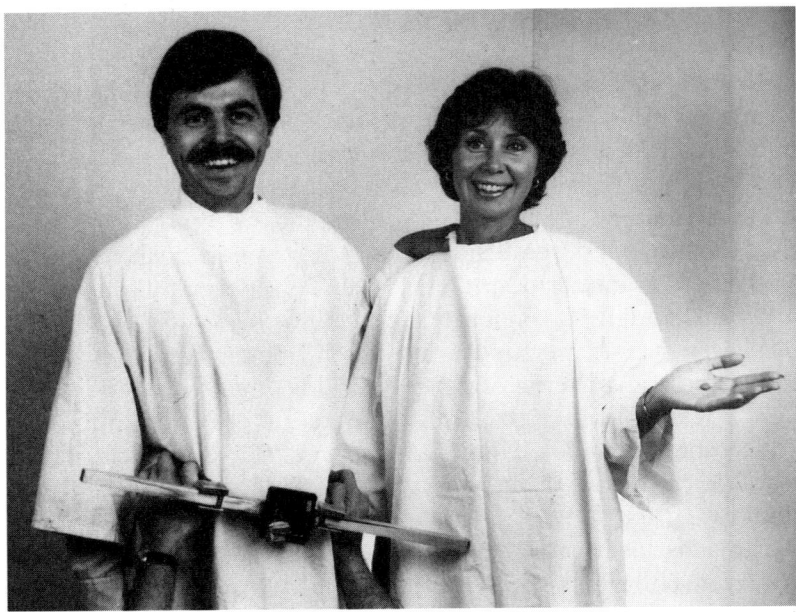

Bild 10: Dieses Foto zeigt den Einsatz einer Ersatzperson. Ein Mineral, das der zu untersuchenden Person fehlt, wurde ihr in die Hand gegeben. Ihr Körper reagiert auf das Mineral, und diese Reaktion beeinflußt die Ersatzperson. Bei dieser spannen sich die Hüftmuskeln ungleichmäßig an. Das bringt den Hand-Haltungsmesser in Schräglage.

verwandt, sie leuchten wie Warnsignale auf, wenn sich gesundheitliche Probleme einstellen. Die wichtigsten Punkte, die bei Berührung auf einen Mangel verweisen können, und ihre Lage werden im folgenden angegeben:

Mangel an	Ort des Berührungspunktes:
Kalium:	Der Reflexpunkt für Kalium liegt über dem zweiten oberen Backenzahn.
Mangan und Magnesium:	Der Reflexpunkt liegt auf dem Nabel.
Eisen:	Der Reflexpunkt liegt auf der Mitte der rechten Leistenbeuge.
Zink:	Der Reflexpunkt liegt genau auf der Mitte zwischen Nabel und der scharfen Ecke auf dem rechten Hüftknochen.
Kupfer:	Der Reflexpunkt liegt genau auf der Mitte zwischen Nabel und der scharfen Ecke auf dem linken Hüftknochen.
Jod:	Der Reflexpunkt liegt über der Schilddrüse. An dieser Stelle kann ebenso eine Schilddrüsenunterfunktion festgestellt werden, wenn man statt der Fingerspitzen die Knöchel benutzt.
Proteine:	Man reibe Haare zwischen den Fingerspitzen.
Chrom:	Der Reflexpunkt liegt zweieinhalb cm über dem Nabel.
Vitamin A:	Der Reflexpunkt liegt auf dem rechten Augenlid. Dabei muß das Auge geschlossen werden.
Vitamin D:	Der Reflexpunkt liegt auf der Mitte der linken Leistenbeuge.
B-Vitamine:	Der Reflexpunkt liegt direkt auf der Zungenspitze oder hinter dem linken Mundwinkel.

49

Vitamin C:	Der Reflexpunkt liegt genau unter dem Schlüsselbein auf der linken Seite.
Vitamin E:	Der Reflexpunkt liegt genau unter dem Schlüsselbein auf der rechten Seite.
Ribonuclein-Säure:	Der Reflexpunkt liegt auf der Nase, auf der die vier Finger und der Daumen plaziert werden müssen.
Milchsäure-Bakterien:	Der Reflexpunkt liegt auf dem Mittelpunkt der untersten rechten Rippe.
Über- oder Unterfunktion der Leber:	Der Reflexpunkt liegt etwa fünf cm seitwärts und ein wenig über dem Punkt der Milchsäure-Bakterien.

Die Reflexpunkte wurden erst vor etwa 15 Jahren entdeckt. In der ersten Zeit wurden sie größtenteils mit Skepsis betrachtet. Die Kenntnisse, die man durch sie erlangte, wurden als nicht verläßlich angesehen. Nachdem nun der Muskeltest eine genaue Methode für die Untersuchung bietet, kann gezeigt werden, daß diese Reflexpunkte immer sehr genau waren. Ob nun eine Person mit den Reflexpunkten getestet wird oder mit dem Muskeltest, die Ergebnisse stimmen immer überein.

In den vergangenen Jahren sind mehrere Artikel in der Presse erschienen, die die Reflexpunkte und ihre Anwendung beschreiben. In einem Artikel, der in der Zeitschrift »Family Circle« im Februar 1979 erschienen ist, schrieben Dr. Walter Fischmann und Dr. Mark Grimmins:»Der Muskelantworttest scheint mit den Akupunkturpunkten und den Energielinien verwandt zu sein, die die chinesische Medizin schon seit Tausenden von Jahren benutzt, um die körpereigene Heilkraft zu lenken. Dies ist ein Beispiel dafür, wie man den Körper einsetzen kann als Wegweiser für seine eigenen Bedürfnisse. Der Muskelantworttest ist ein Indikator, ein einfach arbeitendes Meßinstrument, an dem man die Funktionen des Körperinneren ablesen kann.«

Bild 11: Auf diesem Bild hat die zu untersuchende Person ihren Finger über den Reflexpunkt für die Leber gelegt. Man sieht am Haltungsmesser (der vorher geneigt war), daß er waagrecht ausgerichtet ist, weil die Hüftmuskeln entspannt sind. Diese positive Reaktion zeigt eine überaktive Leber an.

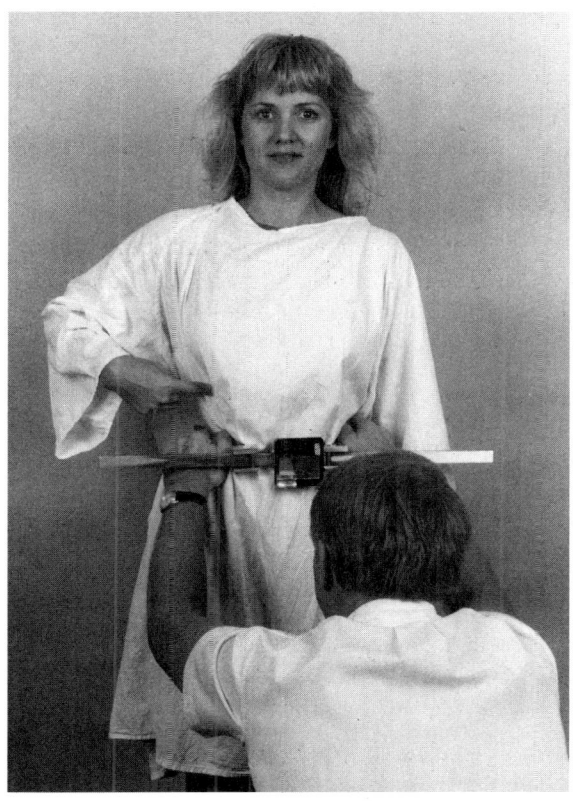

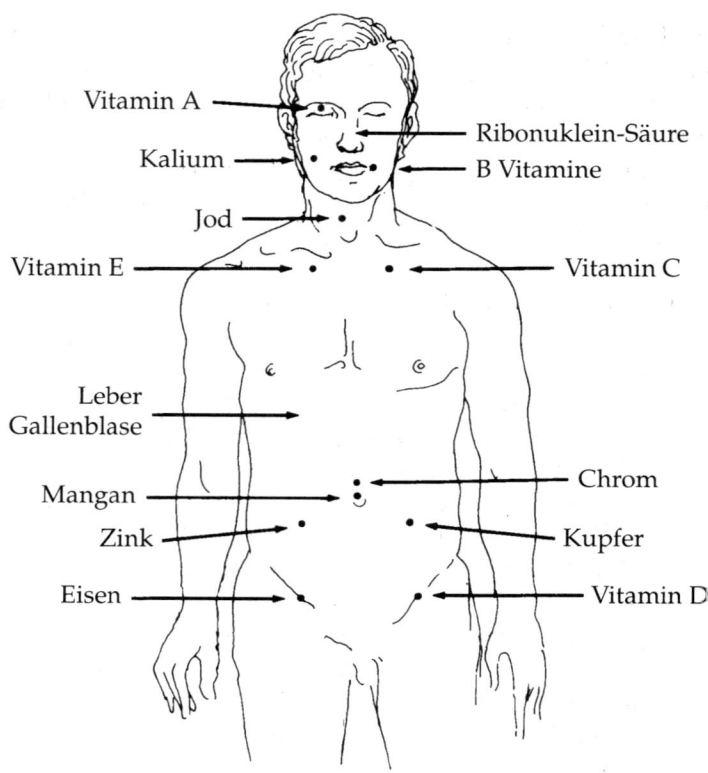

Bild 12: Dieses Diagramm zeigt einige der hauptsächlichen Reflexpunkte für Vitamine, Mineralien, Drüsen und Organe. Entsteht bei der Berührung dieser Punkte Schwäche, ist das ein Anzeichen für Mangelerscheinungen oder Fehlfunktionen von Organen.

Die Durchführung der Untersuchung mit Hilfe der Reflexpunkte und des Muskeltests ist einfach. In einer sorgfältig kon-
trollierten Testsituation wird ein Armmuskel dazu benutzt, um
festzustellen, welche Vitamine oder Mineralien und wieviel davon zu einer bestimmten Zeit gebraucht werden.
Alles was man zu tun hat, ist, die nachfolgenden Regeln zu
befolgen:

- Es müssen alle Metallgegenstände und Kleidungs-
  stücke mit leuchtenden Farben entfernt werden –
  und zwar bei der zu untersuchenden Person und
  bei dem Untersuchenden. Am besten trägt die zu
  untersuchende Person ein weißes Baumwollge-
  wand über ihren Kleidern.
- Die zu untersuchende Person muß die Augen
  schließen, damit der Energiefluß des Körpers
  nicht von den Farben der Gegenstände im Raum
  beeinflußt werden kann.
- Man darf niemals direkt vor der Person, die untersucht wird, stehen, sondern nur auf der Seite, auf
  der der Arm hochgehalten wird.
- Wenn die zu untersuchende Person zu schwach
  oder zu stark ist, um erfolgreich getestet zu werden, kann eine leicht zu testende Ersatzperson eingesetzt werden, die man bittet, die Reflexpunkte
  zu berühren. Die Ersatzperson soll wiederum
  nicht direkt vor der zu untersuchenden Person stehen.
- Die zu testende Person sollte ihren Kopf wegdre-
  hen, das heißt, wenn man die Stärke des linken
  Arms prüft, sollte man zu ihrer Linken stehen und
  ihr Kopf dreht sich zur rechten Seite.
- Man muß sichergehen, daß die Reflexpunkte
  wirklich Schwäche erzeugen. Der erste Test soll

deshalb an einem Punkt erfolgen, der immer Schwäche anzeigt. Man kann zum Beispiel die zu untersuchende Person (oder die Ersatzperson) bitten, das Gebiet über einer Silberamalgamfüllung der Zähne zu berühren. Viele Menschen haben eine Menge dieser Amalgamfüllungen und zeigen immer Anzeichen von Schwäche, wenn sie das Gebiet darüber an der Wange berühren.

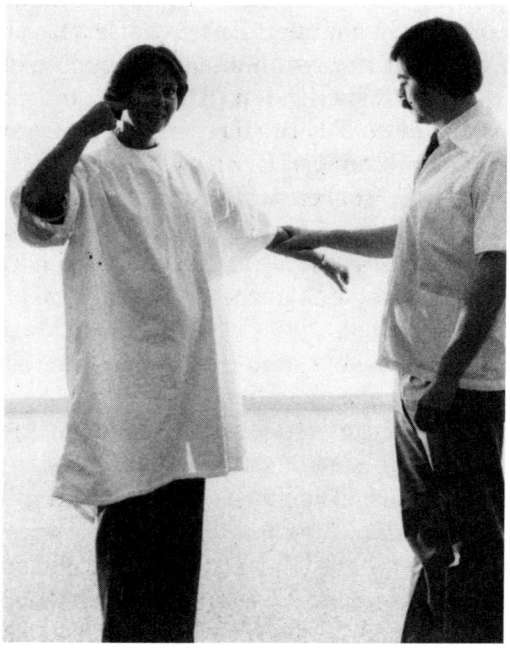

Bild 13: Hier wird unter Benutzung der Reflexpunkte auf Mangelerscheinungen untersucht. Die zu Untersuchende hält ihre Fingerspitze auf den Reflexpunkt für Kalium. Das bewirkt Schwäche, und sie kann nicht länger ihren Arm gegen den gleichen Druck wie zuvor (ohne Berührung des Reflexpunktes) hochhalten. Ein Mangel an Kalium ist eindeutig.

Am besten testet man anfangs eine Person, die bereits mit dem Gebrauch der Reflexe vertraut ist, und bittet sie um eine kurze Unterweisung. Im Falle von schweren Rückenschmerzen, Kopfschmerzen und anderen auf Mangelerscheinungen beruhenden Problemen, können die Reflexpunkte sehr hilfreich sein, um sicher festzustellen, welche Mangelerscheinung oder -erscheinungen die Ursache des Problems sind.

Findet man bei Berührung der Reflexpunkte keine Anzeichen von Schwäche, so ist dies noch kein sicheres Zeichen, daß keine Mangelerscheinungen vorhanden sind. Narben, synthetische Kleidung und andere Faktoren können manchmal die Wirkungsweise der Reflexpunkte behindern.

Beachte: Alle Formen des Muskeltests können von Faktoren, die störend auf den Energiefluß entlang der Körpermeridiane einwirken, beeinflußt werden. Ehe man eine Person untersucht, sollte sowohl der Untersuchende als auch die zu untersuchende Person alles ablegen, was den Test beeinflussen könnte. Häufige Ursache für eine Störung des Energieflusses entlang der Körpermeridiane sind:

Leuchtende Farben, wie rote Krawatten, rosa Wolljacken und so weiter, Metallobjekte, wie zum Beispiel Uhren, Anstecknadeln, Ringe, Schmuck, Münzen, Armreife, Schuhe, Gürtelschnallen, Schlüssel und so weiter.

Künstliches Licht kann ebenfalls dazu führen, daß einige Mangelerscheinungen und andere Probleme nicht angezeigt werden; es sei denn, das künstliche Licht enthält das volle Spektrum des natürlichen Lichts. Alle Untersuchungen sollten deshalb entweder bei Tageslicht oder mit abgeschaltetem elektrischem Strom ausgeführt werden. Schwache Lichtquellen, die es gerade noch ermöglichen zu erkennen, was man tut, sind manchmal auch ausreichend.

Zudem sollte die Testperson gebeten werden, die Augen zu schließen, damit sie nicht zufällig auf einen farbigen Gegenstand im Raum blickt, was das Untersuchungsergebnis beeinflußt.

Der passive Muskeltest

Ehe man den Test auf Mangelerscheinungen und andere Probleme durchführt, muß festgestellt werden, ob der Körper der zu untersuchenden Person überhaupt reagiert. Normalerweise wird dies mit einer Tablette Alfalfa getestet. Da Alfalfa reich an Nahrungsergänzungsstoffen wie Vitaminen, Chlorophyll und Mineralien ist, die jedermann braucht, reagiert auch jeder Mensch darauf.

Gelegentlich wird der Körper einer zu untersuchenden Person auch dann keine Reaktionen zeigen, wenn alle Metallgegenstände und jegliche farbige Kleidung entfernt worden sind. Warum das so ist, ist noch nicht klar. Es kann an Drogen oder Arzneien liegen, die früher einmal eingenommen worden sind, oder an Chemikalien, denen die Person ausgesetzt war.

Wenn man mit diesem Alfalfatest keine Reaktion erreichen kann, muß man eine Ersatzperson suchen. Die Untersuchungen können mit Hilfe einer Ersatzperson immer erfolgreich durchgeführt werden. Die Zuhilfenahme einer Ersatzperson – soweit diese leicht zu testen ist – kann oft genauere Ergebnisse liefern.

Justiert man den Hinterhaupt-Schädelknochen (es handelt sich dabei um den allgemeinen Schädelfehler) wie es im Kapitel 6 beschrieben wird, regt das den Energiefluß derartig an, daß viele Unterschiede in der Muskelspannung nachlassen. Ist der allgemeine Schädelfehler erst einmal beseitigt, wird der Unterschied in der Armlänge verschwinden; gleiches geschieht mit dem Unterschied der Hüftmuskeln. Nur der Unterschied in der Höhe der Unterschenkel und die Reflexpunkte können durch die Justierung der Fehlstellung des Hinterhaupts nicht beeinflußt werden.

Das bedeutet jedoch nicht, daß der passive Muskeltest hier nicht mehr benutzt werden kann. Bei Kontakt mit zu großen oder zu geringen Mengen von Nahrungsergänzungsstoffen, die dem Körper fehlen, entsteht auch nach der Justierung des Hinterhaupts ein Ungleichgewicht des Energieflusses. Dadurch kehren die graduellen Unterschiede der Muskelzusammenziehung zurück, die Unterschiede in den Armlängen und den Hüfthöhen werden wieder sichtbar. Allerdings erzeugt die Berührung mit der richtigen Menge der Substanz, die der Körper benötigt, keinen graduellen Unterschied in der Muskelkontraktion, weil dies den Energiefluß nicht beeinflußt.

Benötigt eine Person zum Beispiel Kalium, legt man eine Tablette mit Kalium auf eine beliebige Stelle des Körpers. Das erzeugt ein Ungleichgewicht an Energie und die Armlängen werden unterschiedlich sein. Legt man nun die exakte Menge an Kalium auf, bleiben die Arme gleich lang. Wird aber die Menge wieder größer, kehrt das Ungleichgewicht zurück und die Armlängen werden erneut unterschiedlich. Das gleiche Prinzip gilt für die Hüftmuskeln.

Eine andere Art, um das Problem zu lösen, besteht in der Benutzung einer Tablette von Alfalfa, auf die normalerweise jeder Körper reagiert. Da eine Alfalfa-Tablette meistens zu wenig ist, um den Körper auszubalancieren, erreicht man so ein Ungleichgewicht, und es ergibt sich ein Unterschied in der Hüfthöhe oder der Armlänge. Auf diese Weise ist der Körper nicht mehr ausbalanciert und man kann genauso verfahren, als wäre der allgemeine Schädelfehler noch nicht korrigiert. Nun können die verschiedenen Mangelzustände getestet werden, indem man kleine Mengen von jedem Ergänzungsstoff auf den Körper legt (zum Beispiel eine Tablette oder einen Teil einer Tablette).

Wie man sich selbst untersuchen kann

Um sich selbst zu untersuchen, sollte man sich auf den Rücken legen und die Arme so weit wie möglich über den Kopf ausstrecken (wie bei der ersten Methode des passiven Muskeltests beschrieben). Nun bringt man die Handflächen zusammen und testet, ob die Arme gleich lang sind. Wenn der Hinterkopf vorher justiert wurde (siehe Kapitel 6), sollten sie das sein. Nun legt man verschiedene Vitamine oder Mineralien – und zwar jedesmal nur eines – auf den Körper und untersucht die Armlänge. Wird ein Arm kürzer, nachdem man ein Material aufgelegt hat, benötigt der Körper dieses. Einige Menschen finden die Ausführung dieser Methode schwierig, weil sie die Arme nicht weit genug ohne Hilfe von anderen über den Kopf ausstrecken können. Ist man jedoch einigermaßen fit und beweglich, sollte es keine Schwierigkeiten geben, mit diesem einfachen Vorgehen zu bestimmen, welcher Ersatzstoffe man bedarf.

4. Nahrungsergänzungsstoffe

Die vielleicht wichtigste Entdeckung, die mit Hilfe des Muskeltests gemacht wurde, ist die, daß verhältnismäßig geringe Mängel an Vitaminen und Mineralien oft die Hauptursache vieler der üblichen Beschwerden sind. So treten bei den meisten Menschen erst dann Kopf- oder Rückenschmerzen – das sind die häufigsten Arten von Schmerzen – auf, wenn sich ein Mangel an Vitaminen oder Mineralien eingestellt hat.

Zum zweiten hat der Muskeltest gezeigt, daß sich die ernährungsbedingten Mangelerscheinungen nicht immer langsam entwickeln, wie man bisher geglaubt hat. Sie können sehr plötzlich auftreten, manchmal innerhalb von Stunden und bei manchen Menschen wechseln sie von einem Tag auf den anderen.

Von daher ist es absolut sinnvoll, den Gebrauch des Muskeltests zu kennen und zu erlernen. Das ist die einzige genaue und schnelle Methode, mit der man ernährungsbedingte Mangelerscheinungen testen kann. Sonst hat man keine Chance, die täglichen Gesundheitsprobleme und Schmerzen unter Kontrolle zu bringen. Es sei denn, man findet nichts dabei, seinen Körper mit Schmerzmittelpillen zu zerstören. Der Gebrauch des Muskeltests ist eines der wichtigsten Dinge, die man im Leben erlernen sollte Er ist die einzige Untersuchungsmethode, die einfühlsam genug ist, um selbst geringe Defizite von Vitaminen und Mineralien festzustellen, und zwar unmittelbar nach ihrem Auftreten.

Die Ursachen der Defizite

In der Vergangenheit hat man fälschlicherweise angenommen, daß keine wesentlichen Mangelerscheinungen auftreten, wenn man eine gut ausgewogene Kost zu sich nimmt. Als Hauptursache für Mangelerscheinungen hat man also eine schlechte Ernäh-

Nahrungsergänzungsstoffe

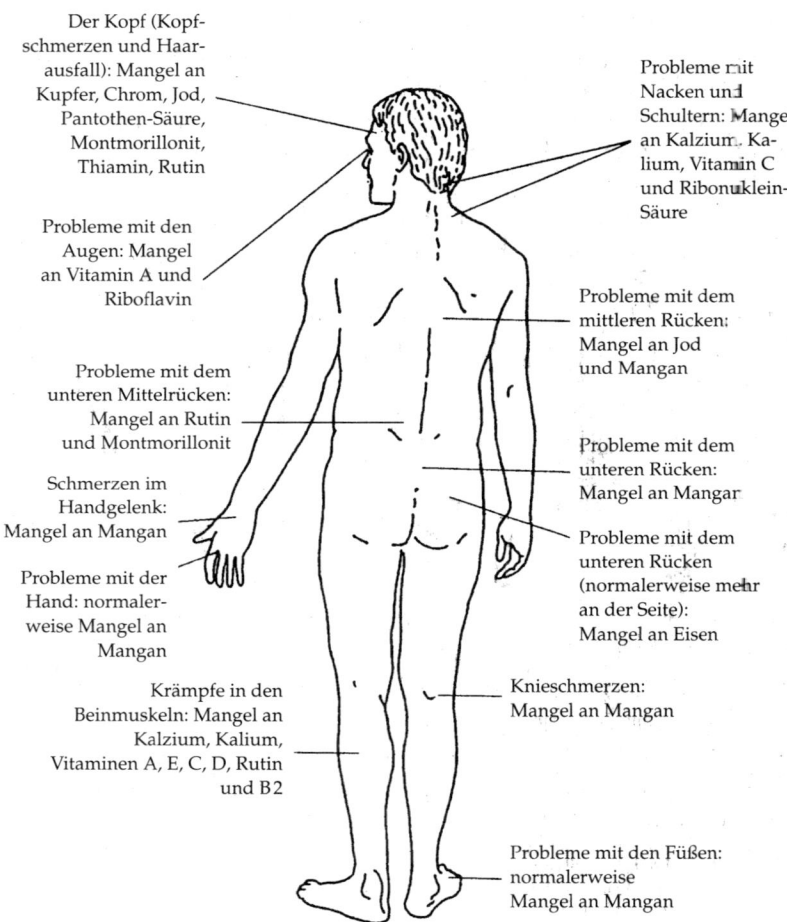

Der Kopf (Kopf-
schmerzen und Haar-
ausfall): Mangel an
Kupfer, Chrom, Jod,
Pantothen-Säure,
Montmorillonit,
Thiamin, Rutin

Probleme mit den
Augen: Mangel
an Vitamin A und
Riboflavin

Probleme mit dem
unteren Mittelrücken:
Mangel an Rutin
und Montmorillonit

Schmerzen im
Handgelenk:
Mangel an Mangan

Probleme mit der
Hand: normaler-
weise Mangel an
Mangan

Krämpfe in den
Beinmuskeln: Mangel an
Kalzium, Kalium,
Vitaminen A, E, C, D, Rutin
und B2

Probleme mit
Nacken und
Schultern: Mangel
an Kalzium, Ka-
lium, Vitamin C
und Ribonuklein-
Säure

Probleme mit dem
mittleren Rücken:
Mangel an Jod
und Mangan

Probleme mit dem
unteren Rücken:
Mangel an Mangan

Probleme mit dem
unteren Rücken
(normalerweise mehr
an der Seite):
Mangel an Eisen

Knieschmerzen:
Mangel an Mangan

Probleme mit den Füßen:
normalerweise
Mangel an Mangan

Bild 1: Dieses Diagramm zeigt die Stellen des Körpers, die von bestimmten Defiziten an Vitaminen, Mineralien und Hormonen direkt betroffen
sind. Ausnahmen treten selten auf.

rung angesehen. Da Laboruntersuchungen nicht empfindlich genug sind, um geringe Defizite an Vitaminen oder Mineralstoffen festzustellen, war es nicht möglich zu erkennen, daß diese Defizite auch viele andere Ursachen haben können. Erst der Muskeltest zeigte, daß es eine Menge von Ursachen für ernährungsbedingte Mangelerscheinungen gibt, die man zuvor nicht vermutet hatte.

Die wichtigsten Ursachen sind: Darmparasiten, Streß, Quecksilber (wie es meist in Amalgam-Zahnfüllungen verwendet wird), Nickel (in Zahnprothesen und in Schmuck), umwelt- und ernährungsbedingte Allergien, Fehlstellungen des Schädels und des Atlaswirbels, schlechte Haltung, Fehlstellungen der Füße (Platt-, Senk-, Spreizfüße) und schlechte Nahrungsverwertung, die auf Vitaminmangel oder andere Faktoren zurückzuführen ist.

Symptome, die durch Defizite hervorgerufen werden

Nachdem es der Muskeltest endlich möglich gemacht hat, die ernährungsbedingten Mängel genau aufzuzeigen, hat man herausgefunden, daß die Symptome (Schmerzen, Krämpfe), die von dem Mangel an Vitaminen und Mineralien hervorgerufen werden, einem ganz bestimmten Schema folgen (siehe Bild 1), weil die Defizite nicht auf alle Körperteile den gleichen Einfluß ausüben. Bestimmte Defizite wirken auf bestimmte Körperteile mehr als andere.

Kopfschmerzen

Der Muskeltest hat gezeigt, daß es nur drei Stoffe sind, deren Defizite Kopfschmerzen hervorrufen. Dies sind: Kalzium, Vitamin B1 (Thiamin) und Rutin (Erklärung des Begriffs auf S. 77). Ein Mangel an Kalzium tritt immer dann auf, wenn es dem Körper an folgenden Spurenelementen fehlt: Kupfer, Chrom, Jod, Mineralien, die man in Montmorillonit (Erklärung des Begriffs auf S. 63) findet, oder Pantothensäure. Fehlen eines oder mehrere dieser Spurenelemente nicht, findet man niemals einen Mangel an Kalzium.

Der Mangel an Kalzium kann auf keinen Fall unter Kontrolle gebracht werden, wenn das Hinterhaupt Fehlstellungen aufweist (siehe Kapitel 6). Justiert man allerdings diese Fehlstellungen des Hinterhauptes, findet man ein Defizit an Kalzium nur gelegentlich.

Wurde das Hinterhaupt einer Person justiert, findet man bei den Personen, die über Kopfschmerzen klagen, häufig einen Mangel an Vitamin B1 (Thiamin).

Ernährungsbedingte Mangelerscheinungen sind jedoch keinesfalls die einzigen Ursachen von Kopfschmerzen. Kopfschmerzen können ebenfalls durch Bakterien- oder Virusinfektionen, durch Darmparasiten (siehe Kapitel 9) und durch Nahrungsmittelallergien (siehe Kapitel 10) hervorgerufen werden. Sollten Kopfschmerzen das Resultat einer Nahrungsmittelallergie sein, dauern sie selten länger als ein oder zwei Stunden. Sobald das betreffende Nahrungsmittel verdaut ist und damit neutralisiert, hören die Kopfschmerzen gewöhnlich auf.

Quecksilber (meist in Zahnfüllungen verwendet) und Nickel (in Zahnprothesen und in Schmuck) können die Produktion von Enzymen und Hormonen erheblich senken. Diese hochgiftigen Metalle können eine wichtige Ursache von Kopfschmerzen sein. Da Quecksilber und Nickel mit der Umwandlung der Nahrung im Körper zu tun haben, ist es in diesen Fällen schwierig, einen Mangel an Vitaminen und Mineralien nachzuweisen. Menschen mit chronischen Kopfschmerzen kann manchmal erst geholfen werden, sobald Quecksilber und Nickel völlig aus dem Körper entfernt worden sind.

Den meisten Menschen allerdings, die den Muskeltest anzuwenden gelernt haben, ist es möglich, ihre Kopfschmerzen erfolg-

reich in den Griff zu bekommen, indem sie einfach Nahrungsergänzungsstoffe einnehmen. Davon benötigen sie nur geringe
Mengen für den täglichen Bedarf. Spüren sie aber eine heranna-
hende Kopfschmerzattacke, nehmen sie größere Mengen. Am besten findet man von Fall zu Fall mit dem Muskeltest heraus, wieviel von jedem Ergänzungsstoff man jeweils nehmen sollte.

Der folgende Auszug aus einem Brief, den eine Hausfrau
schrieb, die über Jahre hinweg an einer regelmäßig auftretenden
Migräne litt, ist ein gutes Beispiel für die Wirksamkeit von Vitaminen und Mineralien bei der Beseitigung von Kopfschmerzen.
Sie schreibt:

> »Wenn ich das Herannahen von Kopfschmerzen füh-
> le, bitte ich sofort meinen Ehemann, mich mit dem
> Muskeltest auf Defizite hin zu untersuchen. Nehme
> ich dann die ergänzenden Spurenelemente zu mir,
> die ich brauche, hören die Kopfschmerzen normaler-
> weise bald auf. Ich kann es kaum glauben. Früher
> dauerte meine Migräne tagelang.«

Montmorillonit

Als Montmorillonit bezeichnet man Meeresablagerungen, die
nahe einer Stadt gleichen Namens in Südfrankreich gefunden
wurden. Montmorillonit besteht aus verschiedenen Tonschich-
ten, die 72 verschiedene Mineralien und Metalle enthalten, die in
unserer täglichen Ernährung und in normalen Nahrungsergänzungsstoffen kaum vorkommen. Es kann deshalb nicht überra-
schen, daß praktisch jeder, der sich dem Muskeltest unterzieht,
einen Mangel an Montmorillonit aufweist. Weil das Wort so
schwierig auszusprechen ist, wird Montmorillonit unter einer
Anzahl von verschiedenen Markennamen verkauft, wie etwa Mineral 72 und Basismineral. Wer Montmorillonit einige Zeit regel-

mäßig einnimmt, stellt gewöhnlich eine Verbesserung des allgemeinen Gesundheitszustands fest. Viele Menschen berichten von einem Zuwachs an Energie, einer Verbesserung der Haut und einer Stärkung der Nägel und der Haare. In einigen Fällen wurde eine erhebliche Verminderung des Haarausfalls beobachtet.

Jod

Ein Mangel an Jod ist beinahe so normal wie ein Mangel an Montmorillonit. Tritt dieser Mangel auf, kann er aber Grund für weitaus akutere Symptome sein. Die am häufigsten auftretenden sind Schwäche, Kopfschmerzen, Schwindelgefühl, Schmerzen im Brustraum oder Schmerzen im mittleren Rückenbereich.

Der Jodmangel ist bei den Menschen, die daran leiden, die Hauptursache von Schwindelgefühlen. Die folgenden Fallgeschichten sind gute Beispiele:

> 1. Eine Hausfrau in mittleren Jahren schrieb: »Mir wurde so schwindlig, daß ich nicht mehr Autofahren konnte. Mein Chef mußte mich eines Tages von der Arbeit nach Hause fahren, weil ich mich davor fürchtete, selbst zu fahren. Ich blieb drei Wochen krank zu Hause und habe die meiste Zeit im Bett zugebracht. Die Ärztin, an die ich mich wandte, konnte keine Ursache für meine Schwindelanfälle finden. Sie verschrieb mir eine Arznei, die ich zweimal täglich nehmen sollte. Aber die Arznei veränderte meinen Zustand nur wenig. Ich wandte mich an eine Freundin, die den Muskeltest durchführte, um herauszufinden, was mit mir los war. Sie gab mir Jod und Pantothensäure. Das Problem war sofort verschwunden. Ich war fähig, am nächsten Tag wieder zur Arbeit zu gehen.«

2. Ein 36jähriger Geschäftsmann hatte derartige Schwindelanfälle, daß er mehrmals hinfiel. Anti-Schwindel-Pillen halfen zunächst, aber nach sechs Monaten hatte der Patient mit ernsthaften Nebenwirkungen zu kämpfen. Als man ihn mit dem Muskeltest untersuchte, fand man einen Mangel an Jod und an Pantothensäure. Nachdem er diese Ergänzungsstoffe zu sich nahm, hörten seine Schwindelanfälle auf.

3. Eine Frau in mittleren Jahren litt unter migräneartigen Kopfschmerzen und solch schweren Schwindelanfällen, daß es für sie schwer wurde zu gehen, sogar dann, wenn sie einen Stock benutzte. Sie ging zu vielen Ärzten (Allgemein-Medizinern, Chiropraktikern und anderen), aber keiner konnte ihr helfen. Als man sie mit dem Muskeltest untersuchte, ergab sich ein Mangel an Jod und an Pantothensäure. Ihre Schwindelanfälle hörten beinahe sofort mit der Einnahme der Ergänzungsstoffe auf.

Depressionen und Ängste

Ein Mangel an Vitamin B1 (Thiamin) ruft nicht nur Kopfschmerzen hervor, sondern ist auch eine wohlbekannte Ursache für Depressionen und Angstzustände. Die meisten Menschen, die über diese Symptome klagen, weisen einen Mangel an Vitamin B1 auf, wenn man sie dem Muskeltest unterwirft. Eine schnelle Besserung kann oft durch die Einnahme großer Mengen von Thiamin und anderen B-Vitaminen erreicht werden. Manchmal beginnt das Gefühl von Depression und Angst innerhalb von Stunden zu verschwinden.

Die folgende Geschichte ist ein gutes Beispiel für die Wirksamkeit der B-Vitamine und speziell von B1, wenn es darum geht, die Depression zu bekämpfen. Ein Büroangestellter in mittleren Jahren schrieb:

»Vor drei Monaten hatte ich einen Nervenzusammenbruch und mußte meine Stelle aufgeben. Mein Arzt gab mir Medikamente (Anti-Depressiva) und überwies mich an einen Psychiater. Obwohl diese Maßnahmen bis zu einem gewissen Grad halfen, blieb mir doch das Gefühl von Depression und Angst die ganze Zeit erhalten. Ich konnte nicht wieder an meinen Arbeitsplatz zurückkehren. Dann hörte ich von einem Arzt, der den Muskeltest anwandte. Er fand heraus, daß mir Thiamin und andere B-Vitamine fehlten. Er schlug vor, große Mengen von Bierhefe, getrockneter Leber und Präparaten einzunehmen, die B-Vitamine enthielten. Die Besserung war überraschend. Ich fühlte mich beinahe augenblicklich besser, und nach drei Tagen konnte ich wieder arbeiten gehen.«

Gedächtnis

Nimmt man Ergänzungsstoffe zu sich, die B-Vitamine und Ribonuclein-Säure (RNS) (Erklärung des Begriffs auf S.84) enthalten,
hilft dies, das Gedächtnis zu stärken und verhilft zu klarerem
Denkvermögen. Man vermutet, daß das Gedächtnis auf neuen
Mustern basiert, die sich im Gehirn bilden, und das ist unmöglich, wenn nicht genügend RNS vorhanden ist. Der Muskeltest
zeigt, daß bei den meisten älteren Leuten und kleinen Kindern ein
Mangel an Ribonuclein-Säure vorliegt.

Zwerchfell

Das Zwerchfell ist der blattförmige Muskel, der die Lungen und
das Herz vom Magen und den Organen des unteren Bauchraumes trennt. Es ist der wichtigste Muskel bei der Atmung. Der
Muskeltest hat gezeigt, daß das Zwerchfell immer dann schwach
wird, wenn die Person einen Mangel an Kalzium, Kalium, Vitamin C oder Ribonucleir.-Säure (RNS) aufweist. Andere Faktoren, die ebenfalls eine Schwäche des Zwerchfells hervorrufen,
sind Virus- und Bakterien-Infektionen sowie Entzündungen der
Prostatadrüse.

Wenn das Zwerchfell als eine Folge von einem oder mehreren
Problemen, die oben beschrieben wurden, schwach wird, kann es
den Magen und die anderen Organe der Bauchhöhle nicht länger
zurückhalten. Diese Organe bewegen sich nach oben und drük-
ken auf die Lungen und das Herz.

Es kann vorkommen, daß sich der Magen durch die Durch-
trittsöffnung der Speiseröhre nach oben drückt, man nennt dies

Hiatushernie oder Zwerchfellbruch. Dieser Zwerchfellbruch kann Symptome wie Schmerzen im Brustraum (ähnlich wie bei einer Angina pectoris oder bei einem Geschwür), unregelmäßigen Herzschlag, Schwierigkeiten beim Schlucken, Kurzatmigkeit, Ermattung oder ähnliches hervorrufen.

Wenn ein Teil des Magens durch das Zwerchfell hindurchgetreten ist, muß er mit der Hand wieder zurückgezogen werden (das sollte nur ein Arzt machen). In Extremfällen kann ein chirurgischer Eingriff notwendig werden. Meistens kann das Problem jedoch ganz einfach durch die Einnahme der benötigten Nahrungsergänzungsstoffe gelöst werden. Dadurch kräftigt sich das Zwerchfell sofort und drückt den Magen nach unten.

Die folgenden Fallgeschichten sind gute Beispiele für Menschen, deren Hauptproblem die Schwäche des Zwerchfells war, die auf einem Mangel an Spurenelementen beruhte. Diese Geschichten sollen dem Leser eine Vorstellung von den Symptomen geben, die durch die Schwäche des Zwerchfells hervorgerufen werden – sogar dann, wenn kein Teil des Magens durch den Speiseröhrendurchbruch hindurchgetreten ist.

1. Ein junges Mädchen hatte eine zeitlang Schluckbeschwerden. Ihr Arzt führte dies auf eine Nervengeschichte zurück. Als man das Mädchen mit dem Muskeltest untersuchte, fand man heraus, daß es sich um eine Zwerchfellschwäche handelte, die auf einem Mangel an Kalzium und Kalium beruhte. Als diese Mangelerscheinungen beseitigt waren, erhielt ihr Zwerchfell seine alte Stärke zurück und alle ihre Symptome verschwanden. Sie nahm eine Stunde später in einem Restaurant eine Mahlzeit ein und konnte zum erstenmal seit Jahren wieder normal schlucken. Seitdem hatte sie nie wieder Probleme, außer in den Zeiten, in denen sie wieder Mangelerscheinungen entwickelte. War

dies der Fall, nahm sie jedesmal die Ergänzungsstoffe ein, bei denen der Muskeltest anzeigte, daß
sie diese benötigte.

2. Der schlimmste Fall, den ich jemals gesehen habe,
war eine ältere Frau, die einen Zwerchfellbruch
hatte, der durch Mangelerscheinungen entstanden war. Sie konnte seit sieben Jahren nicht im Liegen schlafen. Als sie die Ergänzungsstoffe einnahm, die der Muskeltest anzeigte, legten sich ihre
Symptome, weil ihr Zwerchfell die alte Stärke zu-
rückgewonnen hatte und den Magen nach unten
drückte. So konnte sie wieder normal schlafen.

3. Ein 35jähriger Zimmermann litt seit Jahren an Magenschmerzen. Man sagte ihm, daß er ein Magengeschwür hätte, und man verschrieb ihm Mittel
gegen Magensäure. Nachdem er die Vitamine und
Mineralien einnahm, deren Mangel der Muskeltest aufdeckte, hörte der Schmerz bald auf. Der
Schmerz kehrt nur zurück, wenn er wieder einen
Mangel aufweist.

4. Eine 74jährige Großmutter bekam schwere
Schmerzen im Brustraum, unregelmäßigen Herzschlag und Schwindelgefühl. Man dachte, sie
hätte eine Herzattacke, und sie verbrachte die
nächsten drei Wochen im Krankenhaus. Aber ihr
Zustand wurde nicht besser. Sie wurde nach Hause geschickt und sollte unter Aufsicht ihres Hausarztes das Bett hüten. Die Patientin wurde sehr
schwach und man fürchtete, sie hätte nicht mehr
lange zu leben. Ihre Schwindelgefühle wurden so
schlimm, daß sie ohne einen Halt nicht mehr ste-

hen konnte. Eine Untersuchung mit dem Muskeltest ergab einen Mangel an Jod, Pantothensäure und Kalzium. Als diese Mangelerscheinungen korrigiert wurden und ihr Schädel justiert wurde, hörten ihre Symptome sofort auf. Sie fand bald ihre alte Stärke wieder und hatte keine weiteren Probleme mehr.

Rückenschmerzen

Das zweithäufigste Übel neben Kopfschmerzen sind in der zivilisierten Welt die Rückenschmerzen. Genauso wie die Kopfschmerzen werden die Rückenschmerzen meistens von verhältnismäßig geringen Mineral- und Vitamindefiziten verursacht. Wenn kein Mangel an Nahrungsergänzungsstoffen besteht, sind meist auch keine Rückenschmerzen vorhanden.

Bevor der Muskeltest entdeckt wurde, konnte man die Ursachen der Rückenschmerzen nicht verstehen, weil man die Defizite nicht feststellen konnte. Daher schienen Verletzungen der Muskeln und der Sehnen der einzige offensichtliche Grund für die Schmerzen zu sein. Der Muskeltest zeigte jedoch, daß Verletzungen des Rückens selten auftreten und daß Rückenschmerzen meist auf verkrampfte Muskeln infolge von Spurenelementdefiziten zurückzuführen sind. Wenn diese beseitigt sind, entspannen sich die Rückenmuskeln, und der Schmerz verschwindet gewöhnlich bald.

Die drei Hauptgebiete des Rückens sind der Nacken, der mittlere und der untere Rückenbereich. Man muß diese Teile getrennt betrachten, weil deren Probleme auf verschiedenartige Defizite zurückzuführen sind.

70

Nacken- und Schulterschmerzen

Nacken- und Schulterschmerzen werden durch Mangel an Kalzium, Kalium, Vitamin C und RNS verursacht. Die Schmerzen können auch durch andere Faktoren ausgelöst werden durch eine Schwäche der Thymusdrüse (hinter dem Brustbein gelegenes drüsenartiges Gebilde), die durch eine Infektion entstanden sein kann, oder durch eine Schwäche der Prostata als Folge einer Infektion, die durch Parasiten hervorgerufen wurde.

Gewöhnlich werden die meisten akuten Schulterschmerzen durch einen Mangel an Kalium herbeigeführt. Bei akutem Kaliummangel können starke Schmerzen die Folge sein. Die nachstehende Geschichte ist ein gutes Beispiel:

Eine junge Büroangestellte wachte eines Morgens mit starken Nacken- und Schulterschmerzen in der linken Seite auf. Sie konnte ihren Kopf nicht bewegen und die linke Seite ihres Gesichts war gelähmt. Der Arzt im Krankenhaus teilte ihr mit, sie hätte einen Zustand, der als »Bell's Palsy« bekannt sei. Dies ist eine Gesichtslähmung, die auf einer Verletzung eines Gesichtsnervs beruht. Der Arzt sagte, daß es sicherlich eine ganze Zeit – möglicherweise Monate – dauern würde, ehe die Lähmung verschwinden würde. Er gab ihr einige Medikamente mit nach Hause. Als sich die Situation nach einer Woche noch nicht gebessert hatte, gab eine Freundin ihr den Rat, es einmal mit dem Muskeltest zu versuchen, um zu entdecken, was los sei. Diese Methode zeigte einen auffallenden Mangel an Kalium. Nach Beseitigung des Mangels verschwanden schnell alle Symptome.

Falls Nacken- und Schulterschmerzen beim Mann nicht gleich besser werden, ist dies auf eine Entzündung der Prostata zurückzuführen. In solchen Fällen kann der Schmerz so lange dauern, bis die Prostata völlig ausgeheilt ist.

Wurden die Nacken- und Schulterschmerzen durch eine Infektion ausgelöst, hören sie nicht eher auf, bis die Infektion ausgeheilt ist. Verletzungen treten in diesem Rückenbereich übrigens selten auf.

Schmerzen im mittleren Rückenbereich

Schmerzen im mittleren Rückenbereich werden meistens durch einen Mangel an Mangan, Jod oder Pantothensäure ausgelöst. Gelegentlich sind sie auf einen Mangel an Rutin oder auf einen Mangel an Spurenelementen, die im Montmorillonit zu finden sind, zurückzuführen. Ist der Mangel beseitigt, läßt der Schmerz meist nach.

Muskelschwäche in diesem Gebiet ist der andere wichtige Faktor, der Schmerzen im mittleren Rücken auslöst. In diesem Fall kann der Schmerz so lange anhalten, bis die Muskeln durch Gymnastik, wie sie im Kapitel 7 beschrieben wird, ausreichend gestärkt worden sind. Verletzungen treten in diesem Teil des Rückens äußerst selten auf.

Schmerzen im unteren Rückenbereich

Die häufigste Ursache für Schmerzen im unteren Rückenbereich ist der Mangel an Mangan oder Eisen. Andere Ursachen für Rückenschmerzen im unteren Bereich sind Entzündungen der Prostata oder ein Mangel an notwendigen Darmbakterien. Verletzungen in diesem Bereich sind auf eine Verlagerung von Bandscheiben zurückzuführen. Ist eine Verletzung vorhanden, klingen die Schmerzen im unteren Rückenbereich nicht so schnell ab, selbst wenn die Defizite ausgeglichen werden. Verletzungen sind jedoch auch im unteren Rückenbereich verhältnismäßig selten. In den meisten Fällen wird der Schmerz durch Muskelkrämpfe verursacht, die durch Vitamin- oder Mineraldefizite entstehen. Der Schmerz wird aufhören, sobald die Mängel behoben sind.

Gehen die Schmerzen im unteren Rückenbereich beim Mann auf eine Entzündung der Prostata zurück, werden sie nicht aufhören, bevor dieser Zustand beseitigt ist.

Die folgenden Geschichten berichten von Menschen, deren Schmerzen im unteren Rückenbereich auf Muskelkrämpfe als Folge von ernährungsbedingten Defiziten zurückgehen:

1. Ein 32 Jahre alter Geschäftsmann litt seit Jahren an dauernden Schmerzen im unteren Rückenbereich. Auf den Rat seines Arztes hatte er dreieinhalb Jahre lang ein Stützkorsett getragen. Als er mit dem Muskeltest untersucht wurde, ergab sich, daß er einen Mangel an Mangan hatte und daß sich sein Schädel (Hinterkopf) in einer Fehlstellung befand. Nachdem sein Schädel justiert war und er etwas Mangan eingenommen hatte, hörten seine Schmerzen beinahe sofort auf. Später sagte er: »Ich kann nicht glauben, daß ich keine Schmerzen mehr habe. Ich habe so lange daran gelitten. Und die Behandlung war so einfach! Seit Jahren war ich in Behandlung bei Ärzten und Chiropraktikern. Ich habe ein Vermögen ausgegeben, und nichts hat geholfen. Wenn meine Rückenschmerzen gelegentlich zurückkehren, bitte ich meine Frau, mich mit dem Muskeltest zu untersuchen. Der Schmerz verschwindet innerhalb von kurzer Zeit, nachdem ich die Mineralien oder Vitamine genommen habe, deren Defizite sie festgestellt hat.«

2. Eines Morgens fand der Besitzer eines 3jährigen
Labrador-Hundes diesen auf der Seite liegend vor.
Er konnte sich nicht bewegen. Der Tierarzt, der
herbeigerufen wurde, stellte eine Wachstumsstö-
rung der Hüfte fest und sagte, daß eine Operation
die einzige Lösung wäre. Der Hundebesitzer, der
den Muskeltest kannte, untersuchte den Hund mit
Hilfe einer Ersatzperson auf Defizite. Er benötigte
Mangan. Der Hund wurde wieder gesund, nachdem er ihm eine große Dosis dieses Spurenelements gegeben hatte.

3. Nach einem Grippeanfall bekam ein junger Mann
Schmerzen im unteren Rückenbereich. Als man
ihn mit dem Muskeltest untersuchte, stellte sich
heraus, daß die notwendigen Darmbakterien
durch die Gaben von Antibiotika, die er wegen der
Grippe genommen hatte, ausgerottet waren. Sonst
konnte nichts festgestellt werden. Als er einige Tabletten mit Acidophilus (Milchsäure-Bakterien)
eingenommen hatte, hörten seine Schmerzen bald
auf. Diese Tabletten regen die Vermehrung von
notwendigen Darmbakterien an und regulieren
die Darmflora.

Mangan

Wie aus der Übersichtsskizze auf S. 60 ersichtlich, verursacht ein
Mangel an Mangan an mehr Körperteilen Probleme, als irgendein
anderes Defizit. Manganmangel ist die bei weitem häufigste Ursache von Rücken- und anderen Gelenkschmerzen. Mangan
stärkt in gleicher Weise die Sehnen und Bänder sowie die Bandscheiben, wie Kalzium die Knochen stärkt. Solange der Körper

eine genügende Versorgung mit Mangan erfährt, ist es unter normalen Umständen unmöglich, die Bandscheiben, die Knie, die Handgelenke oder andere Gelenke zu verletzen.

Die drei Hauptsymptome von Manganmangel sind: Schmerzen, Schwäche und Schwellung der Sehnen und Bänder sowie der Bandscheiben. Personen, die an Manganmangel leiden, werden aufgrund der Schwellungen oft steif und empfindlich, nachdem sie geschlafen oder längere Zeit gesessen haben. Wenn sie sich dann wieder bewegen, vergeht die Steifheit, und die Schmerzen lassen nach, weil die Schwellungen durch die Bewegung zurückgehen.

Manganmangel entsteht nicht dadurch, daß zu wenig dieses wichtigen Spurenelements mit der Nahrung aufgenommen wird. Er wird vielmehr durch schlechte Umwandlung vor Vitamin A, Lecithin oder B-Vitaminen verursacht. Der Muskeltest hat gezeigt, daß ein Mangel an Mangan erst gar nicht entstehen kann, wenn eine genügende Versorgung mit Vitamin A, Lecithin und B-Vitaminen gesichert ist. Die folgenden Fallgeschichten sind beispielhaft für verschiedene Probleme, die durch Manganmangel entstehen. Betroffene erholten sich merklich, dank der Muskeltests. Keine andere Untersuchungsmethode war genau genug, um (wie beim Muskeltest) die wirklichen Ursachen ihrer Schmerzen festzustellen:

1. Ein junger Zimmerer bekam akute Schmerzen im Handgelenk. Er konnte fünf Monate nicht arbeiten. Weil sich sein Zustand nicht besserte, wurde eine Operation an der Handwurzel durchgeführt, und es wurde dem Patienten empfohlen, weitere zwei Monate auszuruhen. Nach Ablauf dieser Zeit ging der junge Mann nach Kalifornien und begann, bei einer Dachdeckerfirma zu arbeiten. Aber die Schmerzen im Handgelenk setzten sofort wieder ein. Mit dem Muskeltest fand man schließlich heraus, daß der Patient an Manganmangel litt.

Nachdem er nur zwei Tage lang große Dosen dieses Spurenelements eingenommen hatte, hörte der Schmerz für immer auf.

In der Mehrzahl der Fälle ist Manganmangel die einzige Ursache von Schmerzen im Handgelenk.

2. Ein junger Ingenieur, der für eine US-Firma auf den Philippinen arbeitete, bekam heftige Knieschmerzen. Ihm wurde gesagt, daß er einen Riß im Knorpel habe und die einzige Hilfe in einer Operation bestand. Er flog nach Honolulu, um eine zweite Meinung zu hören. Auch dieser Spezialist empfahl eine Operation als einzige Lösung. Vollkommen entmutigt, flog der Ingenieur zurück nach Kalifornien, damit die Operation in seiner Heimatstadt vorgenommen werden konnte. Ein paar Tage vor dem Operationstermin wurde er mit dem Muskeltest untersucht. Diese Methode zeigte einen markanten Manganmangel. Nachdem er ein paar Tage große Mengen Mangan eingenommen hatte, fühlte sich der Patient vollkommen gesund.

Wie bei den Schmerzen im Handgelenk ist der Manganmangel gewöhnlich die einzige Ursache von Knieschmerzen.

3. Ein 60 Jahre alter landwirtschaftlicher Arbeiter vermutete, er hätte einen Handknochen gebrochen. Der Bereich über dem kleinen Finger war nämlich arg geschwollen und sehr schmerzhaft. Als er große Mengen von Mangan einnahm, gingen die Schwellung und die Schmerzen innerhalb von drei Tagen zurück. Das ist ein gutes Beispiel für Schwellungen, die durch Manganmangel hervorgerufen werden.

4. Ein 35jähriger Lehrer hatte heftige Schmerzen im unteren Rückenbereich. Man dachte, er hätte einen Riß in der Bandscheibe, und um diesen Zustand zu ändern, ließ er sich zweimal operieren. Es war jedoch keine Besserung zu spüren, und der Patient verbrachte die nächsten drei Monate bewegungsunfähig im Bett. Deshalb wurde eine dritte Operation angesetzt. Ein paar Tage vor dieser dritten Operation erfolgte eine Untersuchung des Patienten mit dem Muskeltest, bei der Manganmangel festgestellt wurde. Als er große Dosen dieses Spurenelements einnahm, war er innerhalb von neun Tagen wieder völlig gesund.

5. Eine Hausfrau mittleren Alters bekam so starke Schmerzen in ihren Füßen, daß sie kaum noch gehen konnte. Während der nächsten sechs Monate verließ sie ihr Haus nicht mehr; die Schmerzen waren zu groß. Die Einnahme von Mangan ließ ihre Schmerzen innerhalb von 24 Stunden vollkommen verschwinden.

Rutin

Rutin (ein Vitamin-P-Präparat) hat die Funktion, im Körper die Wände der Blutgefäße stark und geschmeidig zu halten. Ein Rutinmangel kann zu folgenden Symptomen führen:

Hämorrhoiden, Krampfadern, leichte Bildung von blutunterlaufenen Stellen und Blutungen. Der Muskeltest zeigt, daß Schlaganfälle möglicherweise auch auf Rutinmangel zurückgeführt werden können. Bei Menschen mit Schlaganfällen wurde mit dem Muskeltest festgestellt, daß dieses wichtige Bioflavinoid fehlt. Der Rutinmangel verursacht eine Schwäche der Wände von Blutgefäßen im Gehirn, die dadurch viel leichter brechen. Ein anderes Anzeichen von Rutinmangel ist Ermattung und Benommenheit. Die nachfolgenden Fallgeschichten handeln von Personen, die an Symptomen litten, die auf Rutinmangel zurückzuführen sind:

1. Ein 75jähriger Arbeiter im Ruhestand schreibt: »Eines Tages wachte ich auf und bemerkte, daß ich mich praktisch nicht bewegen konnte. Auch konnte ich nicht sprechen. Der einzige Teil meines Körpers, der sich noch einigermaßen normal bewegen ließ, war mein rechter Arm. Eine Freundin, die mit mir zusammen lebte, war erschrocken, als sie mich so im Bett liegen sah. Sie wollte sofort einen Krankenwagen anrufen. Mir gelang es, ihr verständlich zu machen, daß ich nicht in ein Krankenhaus eingeliefert werden wollte. Ich bat sie, mich zu einem Arzt zu bringen, der natürliche Methoden benutzte und den Muskeltest anwandte. Diese Art der Untersuchung deckte dann einen Rutinmangel auf. Als ich begann, große Dosen Rutins einzunehmen, trat eine sofortige Besserung meines Zustandes ein. Am nächsten Tag konnte ich wieder sprechen, und nach drei Wochen war ich völlig wiederhergestellt. Wenn ich ins Krankenhaus gegangen wäre, hätte man mir dort sicher alles andere als Rutin gegeben und ich wäre vielleicht nicht wieder ganz gesund geworden.«

Jeder, der an einer Vorsorge interessiert ist, sollte täglich 1000 bis 2000 Milligramm Rutin einnehmen, bevorzugt zusammen mit einer Kombination von Vitamin C und anderen Bioflavonoiden. Beginnt man mit dieser Gewohnheit früh genug, kann man vielen Symptomen eines Rutinmangels sicher vorbeugen.

Die meisten Entfernungen von Hämorrhoiden sind unnötig

und können durch die Gabe von Rutin leicht vermieden werden. Die folgende Geschichte ist ein gutes Beispiel.

2. Ein junger Mann, der seit mehreren Jahren an Hämorrhoiden litt, schreibt:
»Ich habe lange Zeit an schmerzhaften Hämorrhoiden gelitten, und auf den Rat unseres Hausarztes wurde eine Hämorrhoidenentfernung in unserem lokalen Krankenhaus angesetzt. Davon war ich nicht gerade begeistert. Vier Tage vor der Operation fragte mich ein Freund, ob er mich mit dem Muskeltest auf Mangelerscheinungen hin untersuchen dürfte. Mit dem Muskeltest stellte sich heraus, daß ich unter einem großen Rutinmangel litt. Ich nahm hohe Dosen Rutin, und innerhalb von drei Tagen waren meine Hämorrhoiden verschwunden. Eine Operation hätte nur die Symptome beseitigt. Die Ursache des Problems wäre unbehandelt geblieben, und ich hätte bald wieder Hämorrhoiden gehabt oder ein paar andere Probleme.«

Wenn man Rutin regelmäßig einnimmt, hilft dies, durch Krampfadern bedingte Schmerzen zu lindern.

Die Augen

Der Muskeltest machte deutlich, daß es drei Vitamine gibt, die sehr wichtig für die Funktion der Augen sind: Vitamin B2, Vitamin A und Rutin. Bei Menschen, die über folgende Probleme klagen, findet man meist einen Mangel an einem oder mehreren der oben genannten Nahrungsergänzungsstoffe: Überanstrengung der Augen, Sensibilität gegen helles Licht, Augenjucken und Augenentzündungen. Sogar schwerere Augenprobleme können manchmal Symptome ernährungsbedingter Mängel sein.

Ein 64 Jahre alter Büroangestellter im Ruhestand schreibt:

1. Eines Tages bemerkte ich ganz plötzlich, daß irgendetwas mit meinen Augen nicht in Ordnung war. Mein Augenlicht schwand schnell, und ich war teilweise blind. Ich konnte die Dinge auf meiner rechten Seite nicht mehr sehen, nur noch solche auf meiner linken Seite. Ich rannte zum Telefon und rief einen Spezialisten an. Der war aber beschäftigt und konnte mich nicht vor dem nächsten Tag besuchen. In der Zwischenzeit versuchte ein Freund, mir mit dem Muskeltest zu helfen. Er fand heraus, daß ich einen Mangel an den Vitaminen B2 und A hatte und außerdem Ribonucleinsäure brauchte. Eine große Dosis davon, plus Vitamin E half mir sofort. Als ich am nächsten Tag von dem Spezialisten untersucht wurde, war mein Augenlicht wieder normal.«

Ein junger Fahrer, der an schmerzhaften, müden Augen litt, berichtete folgendes über den Einfluß, den B-Vitamine auf seine Augen hatten.

»Seit einiger Zeit machten mir meine Augen Sorgen. Ohne Grund fühlten sie sich müde und irritiert an, speziell an sonnigen Tagen. Ich bekam oft Kopfschmerzen, die den ganzen Tag anhielten. Dann habe ich ein Buch über Vitamine gelesen. Der Autor gab den Rat, Bierhefe zu essen, weil er meinte, dies sei eine ausgezeichnete Quelle für B-Vitamine. Ich konnte es kaum glauben: Am nächsten Tag waren alle Gefühle von Müdigkeit und auch die Kopfschmerzen

verschwunden. Ich hatte viel mehr Kraft und Ausdauer als zuvor.«

Farben

Dem Muskeltest ist die Erkenntnis zu verdanken, daß ein nah-
rungsmittelbedingter Mangelzustand eintreten kann, wenn man
kräftige Farben trägt. Eine Büroangestellte im mittleren Alter
schreibt zum Beispiel:

> »Immer wenn ich eine bestimmte blaue Hose trug,
> bekam ich Schmerzen im unteren Rückenbereich.
> Mit dem Muskeltest wurde ein Mangel an Eisen auf-
> gedeckt. Wenn ich mich nicht für den Muskeltest ent-
> schieden hätte, hätte ich nie herausgefunden, was los
> war.«

Ähnliche Beobachtungen sind bei vielen anderen Menschen gemacht worden, die Kleidung in hellen, kräftigen Farben trugen.
Die Farben spielen keine so große Rolle, wenn sie gemischt vorkommen. Besteht die Kleidung aber aus einer einzigen Farbe
(zum Beispiel eine kräftig gelbe Bluse und rosa Shorts), ruft das
möglicherweise Störungen im Energiefluß des Körpers hervor
und führt zur Entwicklung von Mangelerscheinungen an Vitaminen und Mineralien. Die Drüsen und die Organe können ebenfalls beeinflußt werden. Der Grad der Störung durch Kleidung in
kräftigen Farben kann nur schwer mit dem Muskeltest demonstriert werden. In dieser Hinsicht ist die Elektrodiagnose sehr
nützlich. Wenn eine Person Kleidung in kräftigen Farben trägt,
zeigen die Ablesungen auf dem Bildschirm des elektronischen
Geräts gesteigerte Schwankungen. Dies zeigt, daß kräftig bunte
Kleidung Störungen im Energiefluß des Körpers entlang der
Akupunktur-Meridiane hervorruft.

Apfelessig

In der alten Volksmedizin galt der Essig als Heilmittel für viele übliche Beschwerden.

Überraschenderweise zeigt der Muskeltest, daß es ein Element im Essig gibt, auf das alle untersuchten Personen reagieren. Es scheint so, als ob dieses Element im Essig für ein optimales Funktionieren unseres Körpers unerläßlich ist.

Wenn man z. B. regelmäßig Apfelessig zu sich nimmt, erhöht dies in der Tat den Energiespiegel, vermindert Schmerzen und Unbehagen bei Gelenkentzündungen, löst Kalziumablagerungen auf und hilft bei der Verdauung.

Am besten trinkt man den Apfelessig mit Honig. Man gießt 4 l gefiltertes Wasser in einen Behälter, fügt eine Tasse Apfelessig und eine Tasse Honig hinzu. Das Ganze muß gut umgerührt und kaltgestellt werden. Man trinke am Morgen und am Nachmittag zur Mahlzeit oder zwischen den Mahlzeiten ein Glas dieses delikaten erfrischenden Getränks.

Folgende Geschichten bezeugen die gute Wirksamkeit von Apfelessig:

1. »Vor ein paar Jahren bekam ich das Untersuchungsergebnis: Gallensteine. Mir wurde gesagt, ich müsse mich sofort operieren lassen, wenn ich eine heftige Schmerzattacke verspüren würde. Nachdem ich unabhängig davon ein Buch über Gelenkentzündung gelesen hatte, begann ich, regelmäßig Apfelessig mit Honig zu trinken. Bei der nächsten Untersuchung konnte mein Arzt keine Anzeichen von Gallensteinen mehr finden. Er konnte sich nicht erklären, was passiert war.«

2. »In meiner rechten Hüfte begannen sich quälende Schmerzen zu entwickeln. Röntgenbilder zeigten

eine große Kalzium-Ablagerung im Hüftgelenk.
Auf den Rat eines Freundes hin, versuchte ich, regelmäßig Apfelessig einzunehmen, und ich bemerkte bald, wie der Schmerz nachließ. Die Röntgenbilder, die einen Monat später aufgenommen
wurden, zeigten, daß die Kalzium-Ablagerung
fast ganz verschwunden war.«

3. »Ich habe seit Jahren an Gelenkentzündungen und
Verdauungsstörungen gelitten. Nichts konnte mir
wirklich Erleichterung verschaffen, und mein Zustand verschlechterte sich. Vor ein paar Monaten
begann ich Apfelessig und Honig einzunehmen,
und ich konnte den Unterschied einfach nicht glauben. Meine Schmerzen sind vergangen, und meine
Verdauung hat sich gebessert. Ich fühle mich viel
besser und habe seitdem viel mehr Energie.«

Fettsäuren

Der Muskeltest zeigt an, daß Fettsäuren ein weiterer ernährungs-
technischer Ergänzungsstoff sind, den jedermann braucht.
Nimmt man Fettsäuren zu sich, steigert sich die Energie, was
auch einen ganz speziellen vorteilhaften Effekt für die Haut hat.
Fettsäuren kann man in Kapselform in Reformhäusern erhalten.
Eine ältere Büroangestellte schreibt zum Beispiel:

»Jahrelang litt ich unter schmerzhaften Schwielen an
meinen Füßen. Das machte das Laufen oft unbe-
quem. Wurde das Wetter kälter, bekam ich auch
schrecklich schmerzhafte Risse in der Nähe der Fingernägel. Manchmal waren die Risse so tief, daß sie
zu bluten begannen. Sie heilten sehr langsam und

verschwanden wochenlang nicht. Nachdem ich Fettsäuren in Kapselform genommen hatte, setzte eine
wunderbare Besserung ein. Meine Schwielen störten
mich nicht mehr, und meine Finger wurden nur noch
selten rissig. Wenn ich jetzt bemerke, daß die Risse
wieder auftreten, erhöhe ich die Einnahme der Fettsäuren, und die Haut heilt dann schnell.«

DNS und RNS

DNS oder Desoxyribonukleinsäure und RNS oder Ribonuklein-
säure sind wichtige Bestandteile des Zellkerns. DNS enthält die
Muster-Programme, während RNS ein Bote ist, der die Muster
weiterträgt. Neben der Auffrischung des Gedächtnisses, rufen
diese Säuren, wenn man sie über längere Zeit einnimmt, bemerkenswerte Veränderungen der Begleiterscheinungen hervor, die
mit dem Alterungsprozeß einhergehen. Es entsteht eine erstaunliche Zunahme der geistigen Schärfe und der Energie, eine Verbesserung des geschwächten Herz- und Gefäßsystems, ein Verschwinden oder ein markanter Rückgang von Schwielen, ein
Nachlassen der Hauttrockenheit, ein allmähliches Nachlassen in
der Größe und der Färbung von Hautflecken und der altersbe-
dingten Verhornungen.

B-Vitamine

Einer der am häufigsten angetroffenen Mängel, die bei Anwendung des Muskeltests gefunden wurden, ist der Mangel an B-Vitaminen. Das ist möglicherweise auf zwei Probleme zurückzuführen: Erstens sind die B-Vitamine wasserlöslich und werden

dadurch leicht aus dem Organismus ausgewaschen. Zweitens stellt unsere moderne Ernährung mit fabrikmäßig hergestellten und gekochten Nahrungsmitteln für unseren täglichen Bedarf keine ausreichenden B-Vitamine zur Verfügung.

Die B-Vitamine scheinen bei der Aufnahme der Nährstoffe aus der Nahrung in den Körper eine wichtige Rolle zu spielen. Der Muskeltest hat gezeigt, daß sich schnell andere Mangelerscheinungen entwickeln, wenn der Körper nicht mehr genügend B-Vitamine zur Verfügung hat. Personen mit Mangel an B-Vitaminen zeigen auch immer einen Mangel an Eisen, Mangan, Kalium oder Zink. Besteht ein akuter Mangel, beginnen sich Schmerzen einzustellen. Es ist deshalb nicht überraschend, daß die Einnahme von B-Vitaminen viele Verbesserungen der Gesundheit und des allgemeinen Wohlbefindens bewirkt.

Die bei weitem beste Quelle von B-Vitaminen ist Bierhefe. Unglücklicherweise reagieren einige Menschen allergisch darauf. Reiskleie, getrocknete Leber und Baldrianwurzeln sind aber auch gute Träger von B-Vitaminen.

Vitamin E

Überraschenderweise zeigt der Muskeltest, daß alle Menschen, die eine Fehlstellung des Hinterhauptes aufweisen, gleichzeitig einen Mangel an Vitamin E haben. Wird der Hinterhauptschädel ausgerichtet, hört auch der Mangel an Vitamin E auf. Das kann mit ein Grund dafür sein, warum die Justierung des Hinterhauptschädels so erfolgreich ist, wenn es darum geht, Frauen mit gynäkologischen Problemen zu helfen. Frauen mit diesen Problemen wird Vitamin E empfohlen.

Homöopathische Mittel

Der Muskeltest hat gezeigt, daß die Einnahme von Nahrungsergänzungsstoffen leider nicht immer alle Mineral- und Vitamin-
mängel beseitigt. In einigen Fällen können Personen händevoll
Vitamin- oder Mineraltabletten einnehmen, und es hat trotzdem
nur einen geringen oder gar keinen Einfluß auf die Mangelerscheinungen.

Wir würden niemals imstande sein, diese eigenartige Erscheinung zu verstehen, wenn es den Muskeltest nicht gäbe. Nun ist es
endlich möglich, die Ursache für die offensichtliche Unfähigkeit
einiger Menschen zu entdecken, bestimmte Vitamine oder Mineralien umzuwandeln. Der Muskeltest zeigt, daß in solchen Fällen
Allergien oder Überempfindlichkeiten vorliegen. Entdeckt wurde
diese Tatsache, als Ärzte, die den Muskeltest anwendeten, begannen, ihren Patienten homöopathische Mittel zu verabreichen.

Homöopathie wird manchmal als »die Kunst, Schwingungen
auszugleichen« beschrieben. Das beruht auf der Erkenntnis, daß
eine große Dosis einer bestimmten Substanz, die bestimmte
Krankheitsanzeichen auslöst, durch eine sehr kleine Dosis derselben Substanz in ihrer Wirkung aufgehoben werden kann. So ist
ein homöopathisches Mittel eine winzige Menge der gleichen
Substanz, die die Krankheit selbst hervorgerufen hat.

Angenommen, eine Person ist allergisch gegen eine bestimmte
Pollenart und soll homöopathisch behandelt werden. Das homöopathische Mittel wird dann aus destilliertem Wasser, das
durch eine geringe Menge von Alkohol steril gemacht wird, und
einer sehr geringen Menge derselben Pollen hergestellt, die die
Allergie ausgelöst hatten. Auf den ersten Blick scheint diese Pro-
zedur keinen oder nur wenig Sinn zu machen. Aber in der Praxis
klappt das erstaunlich gut. Es ist nicht ungewöhnlich, wenn die
Symptome mit Einnahme des Mittels beinahe sofort verschwinden. Der Muskeltest zeigt, daß einige Vitamin- und Mineralien-
mängel, die man zunächst nicht beseitigen konnte, spontan ver-

schwinden, wenn homöopathische Mittel eingenommen werden. Das kann nur bedeuten, daß die Mangelerscheinungen nicht durch ungenügende Umwandlungsprozesse oder falsche Ernährung entstanden sein können, sondern durch chemische Veränderungen, die durch Allergene – wie Pollen, Staub, Chemikalien und anderes – hervorgerufen wurden. Die folgenden Fallgeschichten ermöglichen dem Leser ein besseres Verständnis, wie sich die homöopathischen Mittel in der Praxis bewähren:

1. Ein 59jähriger Büroangestellter bekam starke Schmerzen im unteren Rückenbereich. Als er eines Morgens aufwachte, fühlte er sich noch ganz wohl. Als er sich jedoch bückte, um etwas aufzuheben, verkrampften sich seine Rückenmuskeln, und er konnte sich nicht mehr aufrichten. Er nahm sofort eine große Dosis Mangan, B-Vitamine, Lecithin und Vitamin A, weil er viel Erfahrung mit dem Muskeltest und den Auswirkungen der Mangelerscheinungen hatte. Das führte zu einer beträchtlichen Besserung innerhalb der nächsten vier Tage. Aber der Schmerz wollte nicht vollständig vergehen, und er hatte weiterhin verschiedene Mangelerscheinungen, obwohl er Riesendosen von Nahrungsergänzungsstoffen zu sich nahm. Als sich die Schmerzen am fünften Tag enorm verschlimmerten, ging er zu einem Arzt, der sich mit Homöopathie befaßte. Der Muskeltest zeigte eine Empfindlichkeit gegen Pollen. Die Einnahme eines homöopathischen Mittels gegen Pollen half jedoch auch nicht viel. Man versuchte es dann mit homöopathischem Radiumbromid, einem homöopathischen Mittel gegen Verstrahlungen. Dieses Mittel wurde eingesetzt, weil der Patient sagte, er sei an seiner Arbeitsstelle Röntgenstrahlen ausge-

setzt. Als er das homöopathische Radiumbromid einnahm, beendete das plötzlich seine Mangelerscheinungen. Es trat eine schnelle Verbesserung im Zustand des Patienten ein, obwohl er keine weiteren Ergänzungsstoffe mehr einnahm.

2. Ein älterer Patient klagte über schwere Beinkrämpfe. Beim Muskeltest wurde herausgefunden, daß diese auf einem Mangel an Vitamin A beruhten. Als er daraufhin Megadosen dieses Vitamins einnahm – es handelte sich um etwa 15 Kapseln zu 25000 Einheiten – verbesserten sich die Symptome nicht und die Mangelerscheinung wurde immer größer. Nachdem diesem Patienten homöopathische Mittel gegen Pollen und Gras verabreicht wurden, war der Vitamin-A-Mangel sofort beseitigt. Auch die Muskelkrämpfe hörten auf, obwohl kein weiteres Vitamin A eingenommen wurde.

3. Ein junges Mädchen bekam so starke Schmerzen im Schulter- und Nackenbereich, daß sie ihren Kopf nicht mehr drehen konnte. Der Muskeltest ergab, daß ihr Spurenelemente, Kalzium, B-Vitamine und Kalium fehlten. Als sie diese Nahrungsergänzungsstoffe zu sich nahm, um die Defizite auszugleichen, half es jedoch nichts. Homöopathische Mittel gegen Pollen und Zahnfleischentzündung wurden daraufhin ausprobiert. Damit verschwanden sofort alle Mangelerscheinungen, obwohl die Patientin keine weiteren Ergänzungsstoffe zu sich nahm. Alle Symptome verschwanden schnell und kehrten nicht mehr zurück.

Es könnten noch viele andere gleichartige Fallgeschichten hinzu-
gefügt werden, die verdeutlichen, welch große Rolle Allergien
und Überempfindlichkeiten spielen und was sie für Probleme
verursachen. Den genauen Mechanismus kann man nicht verstehen, und man wird ihn vielleicht nie verstehen. Man vermutet
jedoch, daß der Körper schädliche Schwingungen von den Aller-
genen (Pollen, Chemikalien, Staub und so weiter) aufnimmt, und
daß diese Schwingungen den chemischen Haushalt des Körpers
durcheinanderbringen. Daraus resultieren verschiedene Gesundheitsprobleme. Die homöopathischen Mittel durchkreuzen irgendwie die schädlichen Schwingungen, stellen dadurch den
Chemiehaushalt des Körpers wieder her und beseitigen damit
die Probleme.

Zusammenfassung

Ernährungsbedingte Defizite sind die Ursache vieler Symptome.
In jedem Behandlungsprogramm sollte die Beseitigung derarti-
ger Mangelerscheinungen stets an erster Stelle stehen. Werden
ernährungsbedingte Defizite nicht beseitigt, führen andere Therapien zu keinen dauerhaften Erfolgen. Weil die Ernährung so
eine ungeheuer wichtige Rolle spielt, wird dem Leser ans Herz
gelegt, hierüber so viel Informationen wie möglich zu sammeln.
Erstaunlicherweise wurden einige der besten Bücher über Ernährung von Ärzten geschrieben. Wenn man diese Bücher liest und
sieht, wieviel Vertrauen die Autoren in die Heilkraft der Vitamine
und Mineralien setzen, ist es schwer verständlich, warum die medizinischen Berufe an sich der Ernährung so wenig Aufmerksamkeit schenken.

5. Bakterien- und Virusinfektionen

Durch Bakterien oder Viren hervorgerufene Infektionen können ähnlich wie die ernährungsbedingten Defizite eine wichtige Rolle als Schmerzursache spielen. Die häufigste Art von Schmerzen, die durch Infektionen bedingt sind, sind Kopfschmerzen, Nakken- und Schulterschmerzen und Symptome, die mit einem Zwerchfellbruch einhergehen.

Die meisten von uns verbinden grippeähnliche Symptome wie erhöhte Temperatur, Husten, laufende Nase, Übelkeit oder Appetitlosigkeit mit einer Infektion. Ohne solche Symptome kommt es uns nicht in den Sinn, daß eine Bakterien- oder Virusinfektion vorliegt. Der Muskeltest hat aber gezeigt, daß viele Menschen, die keine augenscheinlichen Symptome aufweisen, dennoch eine Infektion – ohne klinische Erscheinungen – haben können.

Mit einer Tablette aus tierischem Thymusdrüsengewebe und dem Muskeltest kann man leicht eine bakteriologisch oder virologisch bedingte Infektion entdecken. Solche Tabletten gibt es im Reformhaus. Man sollte eine dieser Tabletten auf den Körper der zu untersuchenden Person legen und auf Veränderungen in der Stärke der Muskeln und deren Zusammenziehung achten. Dieser Test ist der gleiche, den man zur Feststellung von Defiziten an Vitaminen und Mineralien benutzt. Wenn der Körper des zu Untersuchenden Thymusgewebe braucht, wird eine sofortige Verbesserung des Energieflusses auftreten, sobald die Tablette mit seinem Körper in Kontakt kommt. Seine Arme und Beine werden gleich lang sein. Ist keine Infektion vorhanden, wird der Körper des zu Untersuchenden keine Reaktion auf das tierische Thymusdrüsengewebe zeigen.

Die Thymusdrüse ist die wichtigste Waffe des Körpers gegen Bakterien und Viren, und das ist auch der Grund, weshalb das Thymusdrüsengewebe zur Aufdeckung von Infektionen benutzt werden kann. Hat man eine Infektion, wird die Thymusdrüse durch die Anstrengungen bei der Abwehr der eindringenden Mikroben geschwächt. Der Körper reagiert auf die Tablette mit tierischem Thymusdrüsengewebe, weil sie alle Elemente enthält, die der Körper des zu Untersuchenden zur Abwehr braucht. Im Falle einer positiven Reaktion ist es das beste, eine große Dosis von Thymusgewebe einzunehmen. Bis die Infektion unter Kontrolle ist und die Symptome nachgelassen haben, nimmt man zweimal täglich 10 bis 20 Tabletten. Dadurch, daß sie die eigene Thymusdrüse stärken, helfen die Tabletten mit tierischem Thymus die Infektion wirksamer zu bekämpfen.

Es ist nicht ungewöhnlich, bei chronischen Infektionen, denen man nicht mit den normalen Antibiotika beikommen konnte, Heilungen zu erzielen, indem man genügend Tabletten mit tierischem Thymus einnimmt. Die folgende Geschichte ist ein gutes Beispiel. Eine Hausfrau schreibt:

>>Ich habe lange Zeit an einer Blaseninfektion gelitten. Selbst die stärksten Antibiotika konnten nicht helfen. Als ich jedoch zweimal täglich 20 Tabletten mit tierischem Thymus zu mir nahm, hörte die Infektion auf und kehrte niemals mehr zurück.<<

Tabletten mit tierischem Thymus können auch erfolgreich dazu benutzt werden, Erkältungen und Grippe unter Kontrolle zu bekommen. In vielen Fällen hören die Symptome innerhalb kurzer Zeit auf. Es wurde auch festgestellt, daß Personen, die vorsorglich Tabletten mit tierischem Thymus einnehmen, weniger an Erkältungen und an Grippe erkranken. Das tierische Thymusdrüsengewebe stärkt ihr Immunsystem und ihre eigene Thymusdrüse. Das erleichtert ihr die Aufgabe, die eindringenden Bakterien und Viren zu bekämpfen.

Zudem hat man herausgefunden, daß man mit Tabletten aus tierischem Thymus auch Vitalität und Energie verstärken kann.

Kristalle

Viele Jahrhunderte lang wurde den Kristallen außerordentliche Heilungskraft zugeschrieben, und viele Bücher sind darüber erschienen. Allerdings sind die meisten dieser Bücher metaphysischer Art und damit schwer zu verstehen. Daher haben nur sehr wenige Ärzte Kristalle zur Behandlung von Patienten verwendet.

Erst kürzlich haben jedoch europäische Naturheilärzte etwas Erstaunliches entdeckt, was die Heilkraft der Kristalle betrifft. Diese Ärzte glauben herausgefunden zu haben, daß es möglich ist, mit Hilfe von großen Kristallen Bakterien, Viren und Parasiten abzutöten. Diese Annahme ergab sich aus der schnellen Besserung, die bei einigen Patienten nach der Benutzung eines Kristalls eintrat. Sie hatten Beschwerden, die durch Mikroorganismen und Darmparasiten ausgelöst wurden.

Mit Hilfe des Muskeltests haben Ärzte herausgefunden, daß nach der Behandlung mit einem Kristall tatsächlich alle Anzeichen von Bakterien, Viren und Parasitenbefall verschwinden. Es ist auch bezeichnend, daß Patienten regelmäßig eine bemerkenswerte Besserung ihres Wohlbefindens erfahren, nachdem ihr Körper mit einem Kristall behandelt wurde.

Man nimmt an, ein Kristall habe die Fähigkeit, die vom Körper aufgenommenen Schwingungen zu konzentrieren und zu verstärken. Wird er dann wieder über den Körper geführt, töten die verstärkten Schwingungen, die von ihm ausgehen, die Bakterien, Viren und Parasiten ab. Es ist ganz leicht, Kristalle für diesen Zweck einzusetzen. Alles, was man tun muß, ist, einen sehr großen Kristall in der Hand zu halten und ihn auf den eigenen Körper zu richten. Dann geht man etwa eine Minute lang damit über den Körper, wobei der Kristall nicht mehr als 2 cm von der Haut oder der Kleidung entfernt gehalten wird. Wenn man die Haut in gleichmäßigen Abständen mit dem Kristall berührt, verstärkt das zusätzlich die Wirkung und ergibt noch bessere Ergebnisse. Einige Experten meinen, noch bessere Resultate zu erzielen, wenn man den Kristall im Uhrzeigersinn in kleinen Kreisen bewegt.

Die Behandlung sollte mehrmals täglich über mehrere Tage wiederholt werden. Wird der Kristall nur einmal benutzt, kann die Infektion wegen des geschwächten Körperzustandes möglicherweise wieder auftreten.

Folgende Beispiele sind Zeugnisse für die Wirksamkeit der Kristalle bei der Bekämpfung von Infektionen und Parasitenbefall:

1. »Meine Arbeit in einer Klinik bringt es mit sich, daß ich Patienten mit allen Arten von infektiösen Krankheiten ausgesetzt bin (zum Beispiel Erkältungen, Grippe, Virusinfektionen und so weiter). Früher mußte ich viele dieser Infektionen aufgelesen haben, weil ich mich daran erinnere, dauernd an Halsschmerzen, Grippeanfällen, Kopfschmerzen und anderen Symptomen, die auf Virus- und Bakterieninfektionen zurückgehen, gelitten zu haben. Seit ich einen Kristall besitze, habe ich damit keine Probleme mehr. Ich benutze meinen Kristall immer dann, wenn ich fühle, daß eine Krankheit naht und der Muskeltest zeigt, daß mein Körper auf tierisches Thymus reagiert – was auf Infektionen schließen läßt. Nach ein paar Minuten verschwinden alle Symptome. Ich fühle mich dann sofort wieder wohl«.

2. »In den letzten zwei Jahren habe ich an chronischen Ermüdungserscheinungen und Kopfschmerzen gelitten. Eine Untersuchung ergab das Vorhandensein des Epstein-Barr-Virus, und ich bekam mehrere verschiedene Medikamente verschrieben. Aber mein Zustand wurde nicht besser.

Statt dessen ging es mir zunehmend schlechter.
Mein Arzt sagte, daß die medizinische Wissenschaft noch keine Behandlung für dieses Virus entdeckt habe. Ungefähr vor einem Monat fing ich an,
einen Kristall zu benutzen. Seitdem geht es mir
immer besser. Alle Anzeichen einer Infektion sind
verschwunden.«

3. »Ich habe seit Jahren an dem sogenannten »chronischen Ermüdungs-Syndrom« gelitten. Niemand
schien zu wissen, was mit mir los war. Neulich
wurde ich mit dem Muskeltest bekannt gemacht,
und diese Methode zeigte an, daß ich Darm-Para-
siten und infektiöses Pfeiffersches Drüsenfieber
hatte. Seit ich meinen Kristall benutze, erhole ich
mich zusehends. Ich fühle mich seitdem nur noch
selten müde, und alle Anzeichen von Infektionen
und Parasiten sind verschwunden.«

4. »Nach einem Ausritt entwickelten sich bei meinem Pferd Fieber und ein chronischer Husten. Der
Veterinär, den ich rief, gab mir einige Medikamente und sagte, es würde sicherlich einige Wochen
dauern, bis mein Pferd sich erholt hätte. Daraufhin
habe ich mehrere Male am Tag einen Kristall benutzt, wobei ich die Haut meines Pferdes an vielen
Stellen mit der Spitze berührte. Als der Arzt zwei
Tage später kam, fand er, daß die Temperatur meines Pferdes normal war, und er war überrascht zu
hören, daß der Husten ebenfalls aufgehört habe.
Mein Pferd hat niemals wieder irgendwelche
Rückfälle gezeigt.«

Beachte: Benutzt man den Kristall bei sehr großen Tieren, sollte man die Haut an so vielen Stellen wie möglich berühren. Wird der Kristall zu weit von der Haut entfernt gehalten, ist er nicht mehr wirksam. Vermutlich sind die Kristallschwingungen wegen der Dicke des betreffenden Körpers nicht mehr in der Lage, den Körper zu durchdringen, wenn der Kristall zu weit entfernt gehalten wird.

Benutzt man den Kristall bei einer anderen Person, wird empfohlen, den Körper des anderen mit der einen Hand zu berühren, während die andere Hand den Kristall 2 bis 5 cm von seinem Körper entfernt darüber führt. Dabei sollte man über den ganzen Körper des Behandelten fahren, wobei man kleine Kreise im Uhrzeigersinn macht und den Körper mit der Spitze des Kristalls in regelmäßigen Abständen berührt. Indem man den Körper des Behandelten mit einer Hand berührt, nimmt man dessen Körperschwingungen auf, und der Kristall kann sie konzentriert und verstärkt in den Körper zurücksenden. Man vermutet, daß der Strom konzentrierter Schwingungen alle Viren, Bakterien und Parasiten abtötet. Um gute Ergebnisse zu erhalten, sollte man diese Behandlung mehrmals wiederholen. Denn falls die Infektion schwere Schwächen hervorgerufen hat, kann eine erneute Ansteckung leicht erfolgen. Der geschwächte Patient kann einer neuen Bakterien- oder Virus-Invasion nicht widerstehen. Aus diesem Grund ist es notwendig, daß die Behandlung an mehreren Tagen hintereinander zumindest einmal täglich erfolgt.

5. »Als mein Sohn, der jetzt vier Jahre alt ist, eineinhalb Jahre alt war, konnte man nur schwer mit ihm auskommen. Er hatte Verdauungsstörungen, Durchfall, und er schrie sehr oft, weil er sicher Magenschmerzen hatte. Er war auch reizbar und furchtbar hyperaktiv. Es schien so, als ob es dem Arzt nicht möglich war zu helfen. Deshalb ging ich zu einem Arzt mit einer Naturheilpraxis, der mir

von einem Freund empfohlen wurde. Dieser Arzt untersuchte meinen Sohn mit dem Muskeltest. Er sagte, er hätte Parasiten und hielt dies für die Hauptursache aller Probleme. Allerdings sei es nicht möglich, einem solch kleinen Kind natürliche Wurmmedikamente einzugeben, weil es diese noch nicht schlucken könne. Daher empfahl er, die Eindringlinge durch Benutzung eines Kristalls zu beseitigen. Er begann, einen großen Kristall wellenförmig über meinen Sohn zu bewegen und sagte, daß die Würmer nun vernichtet seien. Ich dachte, er sei verrückt und verließ ihn ärgerlich und enttäuscht. ›Wenn es jemals auf dieser Welt einen Quacksalber gegeben hat, dann war das wohl der schlimmste‹, dachte ich, als ich nach Hause fuhr. Aber zu meinem Erstaunen war der kleine Junge am nächsten Tag wie neugeboren. Alle seine Probleme waren verschwunden und er war in ausgezeichneter Verfassung.

In den nächsten zwei Monaten ging nichts schief. Aber dann setzten die gleichen alten Probleme erneut ein. Ich entschloß mich, meinen ›Quacksalber‹ nochmals zu besuchen. Er stellte fest, daß wieder Würmer vorhanden waren und behandelte meinen Sohn wieder mit dem Kristall. Er meinte, die Würmer wären wieder da, weil Kinder Würmer sehr viel leichter auflesen als Erwachsene und man könnte nichts dagegen tun. Viele Probleme bei Kindern, wie Verdauungsstörungen, Durchfall, Hyperaktivität, Schlafstörungen, Ohrinfektionen und andere Beschwerden seien durch Würmer hervorgerufen und würden sich bessern, wenn man die Würmer beseitigt. Ich fahre nun mit meinem Sohn alle zwei Monate zu diesem verrückten Arzt. Seitdem hat mein Sohn nur noch wenige Gesundheitsprobleme.«

6. Die Fehlstellungen des Schädels und des Atlaswirbels

Es gibt noch einen wichtigen Grund, warum bislang keine befriedigende Lösung unserer Gesundheitsprobleme gefunden wurde. Von der Forschung wurde die Fehlstellung des Schädels als Ursache völlig vernachlässigt.

Ärzte wissen über diese Fehlstellungen und die daraus resultierenden schädlichen Wirkungen gar nichts. Lediglich Osteopathen und Chiropraktiker versuchen, ihren Patienten dadurch zu helfen, daß sie deren Fehlstellungen ausrichten. Dabei richten sie ihre Bemühungen im wesentlichen auf das Rückgrat und die Extremitäten und vernachlässigen die Fehlstellungen des Schädels und des obersten Halswirbels. Denn sie verstehen nicht, daß der Schädel und der Atlas weitaus größere Probleme bereiten als die Verkrümmungen der Wirbelsäule.

Der Schädel, beziehungsweise die Schädeldecke, besteht aus acht einzelnen Knochen (siehe Bild 1 auf S. 109). Früher glaubte man, die Fugen zwischen den Schädelknochen würden in der frühen Kindheit verknöchern und es sei keine Bewegung zwischen ihnen mehr möglich. Dr. William Sutherland – ein vor dem Zweiten Weltkrieg in London praktizierender Osteopath – war der erste Forscher, der entdeckte, daß die Fugen zwischen den Schädelknochen im Laufe des Alters nicht verschmelzen, sondern sich rhythmisch ähnlich dem Atemrhythmus bewegen.

Zunächst erregte Dr. Sutherlands interessante Arbeit kein generelles Interesse. Nur wenige Ärzte nutzten seine Erkenntnisse. Seitdem es jedoch durch den Muskeltest möglich wurde, die Fehlstellung der Schädelknochen leicht festzustellen, wurde die Ausrichtung des Schädels öfter genutzt.

Die Entdeckung der Fehlstellung des Schädels

Wenn sich ein Knochen des Schädels verschiebt, zeigen die Gewebe, die diesen Knochen umgeben, leichte Entzündungserscheinungen. Der Muskeltest bietet eine einfache Möglichkeit, herauszufinden, welcher Knochen sich verschoben hat. Dabei braucht die Versuchsperson lediglich nacheinander die einzelnen Schädelknochen zu berühren, während man selbst den Grad der Muskelzusammenziehung feststellt.

Berührt die Versuchsperson Schädelknochen, die sich in richtiger Lage befinden, ergibt sich keine Reaktion. Wenn sie aber einen Knochen berührt, der sich in einer Fehlstellung befindet, gibt es einen unmittelbaren Wechsel in der Zusammenziehung ihrer Muskeln, das heißt, der Muskel testet schwach. Das ergibt sich aus der Veränderung im Energiefluß, die immer dann eintritt, wenn ein Teil des Körpers berührt wird, an dem irgend etwas nicht in Ordnung ist. Dieser Wechsel kann leicht durch die Methoden des Muskeltests festgestellt werden, die in Kapitel 3 beschrieben wurden.

Symptome, die durch Fehlstellungen des Schädels hervorgerufen werden

Die Probleme, die durch die Fehlstellungen des Schädels hervorgerufen werden, haben zwei Ursachen: (1.) Die verschobenen Knochen wirken störend auf die normale Funktion des Nervensystems ein, und (2.) die Fehlstellung der Schädelknochen ruft weitgehende Muskelanspannungen hervor.

Wenn sich die Schädelknochen verschieben und die normale Funktion des Gehirns sowie die Impulse, die am Rückenmark entlanglaufen stören, ziehen sich die Rückenmuskeln sofort zusammen und können sich nicht mehr normal entspannen. Diese unfreiwillige Zusammenziehung der Rückenmuskeln verdreht und verzerrt die Wirbelsäule. Können die Schädelknochen wieder in die richtige Lage gebracht werden, und zwar so, daß der Druck auf das Gehirn und den Hirnstamm nachläßt, entspannen sich die Rückenmuskeln, und der Körper streckt sich.

Muskeltests haben gezeigt, daß Fehlstellung der Schädelknochen die Ursache für folgende Probleme ist:

1. Störender Einfluß auf die normale Funktion des Nervensystems
2. Ernährungsbedingte Mangelerscheinungen und unnormale Änderungen in der Chemie des Körpers
3. Osteoarthritis oder degenerative Arthrose der Wirbelsäule
4. Skoliose (seitliche Rückgratverkrümmung)
5. Senkung des Hormonspiegels
6. Ungleiche Entwicklung der Rücken- und Beckenmuskeln
7. Sogenannte »Versteifungen« des Rückgrats

All diese Symptome erschöpfen den Körper, stören die normalen Funktionen und rufen weitere gesundheitliche Störungen hervor. Sie schwächen das Immunsystem, ständige gesundheitliche Probleme und degenerative Veränderungen sind die Folge.

Störende Einflüsse auf das Nervensystem

Die Art der Symptome, die von einer Fehlstellung der Schädelknochen herrühren, hängt davon ab, welcher Teil des Nervensystems betroffen ist. Schmerzen, Schwäche oder Fehlfunktionen können in jedem Körperteil auftreten. Verschiebungen der Schädelknochen spielen eine wichtige Rolle bei Kopfschmerzen, Rückenschmerzen, Erschöpfungserscheinungen, Schwindelanfällen,

Taubheitsgefühlen, Ischias, Schmerzen, die in die Arme ausstrahlen, Fehlfunktion von Organen; praktisch also bei allen bekannten Gesundheitsproblemen.

Ernährungsbedingte Mangelerscheinungen und unnormale Änderungen in der Chemie des Körpers

Die dauernde Verkrampfung vieler Muskeln, die durch eine Verschiebung der Schädelknochen bedingt ist, entzieht dem Körper Energie und erschöpft die Versorgung mit den nötigen Nährstoffen. Durch den Muskeltest wurde entdeckt, daß Menschen mit Fehlstellungen des Schädels ein weitaus größeres Defizit an Vitaminen und Mineralien aufweisen als solche, deren Schädel ausgerichtet wurde und deren Muskeln dadurch die Möglichkeit geboten wurde, sich normal zu entspannen. Der Muskeltest beweist auch, daß nach Ausrichtung des Schädels die ernährungsbedingten Mangelerscheinungen sofort um 50 % vermindert werden. Einige verschwinden sogar gänzlich.

Der Muskeltest zeigt, daß Personen mit Fehlstellungen der Schädelknochen immer einen zu geringen Kalziumspiegel und zu wenig Spurenelemente und Vitamin E aufweisen. Dabei spielt es keine Rolle, was sie zusätzlich an Ergänzungsstoffen einnehmen und was sie außerdem noch tun, um die Ernährungsdefizite zu korrigieren oder ihnen vorzubeugen. Sobald der Schädel jedoch ausgerichtet ist, verschwinden diese Defizite bald und kehren nur gelegentlich wieder.

Daher kann keine Behandlungsart völlig erfolgreich sein, bevor der Schädel nicht ausgerichtet ist. Da die Fehlstellungen der Schädelknochen eine so große Rolle im Hinblick auf ernährungsbedingte Defizite spielen, die die wichtigste Ursache vieler Gesundheitsprobleme sind, besteht keinerlei Möglichkeit, völlig gesund zu sein, wenn die Fehlstellung der Schädelknochen nicht korrigiert wird.

Kalzium

Der Kalziummangel, der mit der Fehlstellung der Schädelknochen einhergeht, scheint daher zu kommen, daß die verkrampften Muskeln einen höheren Kalziumverbrauch haben, als es normalerweise der Fall ist.

Als eine Folge davon wurde Kalziummangel sogar bei den Menschen festgestellt, die dauernd Kalzium oder ähnliche Ergänzungsstoffe einnehmen und sich gesund ernähren.

Die Verschiebung der Schädelknochen spielt daher auch eine wichtige Rolle bei Parodontose, Osteoporose bei älteren Leuten, Muskelkrämpfen, Schmerzen im Brustraum, Kurzatmigkeit und anderen Symptomen, die mit einem Mangel an Kalzium im Organismus einhergehen.

Spurenelemente

Untersucht man Menschen mit Fehlstellungen der Schädelknochen, zeigt sich immer ein Magel an Spurenelementen, und zwar oft an solchen, die im Montmorillonit vorkommen.

Ein Mangel an Spurenelementen kann die Ursache von Kopfschmerzen, trockener Haut, schlechter Nahrungsverwertung, brüchiger Haare und Fingernägel, Erschöpfung, mangelnder Widerstandsfähigkeit und ähnlicher Beschwerden sein.

Vitamin E

Erstaunlicherweise zeigen die Muskeltests auch, daß Menschen mit verschobenen Schädelknochen immer an Vitamin-E-Mangel leiden, ohne Rücksicht darauf, wieviel Vitamin E sie einnehmen.

Sind die Schädelknochen ausgerichtet und kann sich der Körper endlich erholen, verschwindet bald der Mangel an Kalzium,

Spurenelementen und Vitamin E. Die Patienten erleben oft bemerkenswerte Verbesserungen ihrer Gesundheit, wenn die Schädelknochen für eine längere Zeit ausgerichtet bleiben.

»Osteoarthritis«

Als »Osteoarthritis« bezeichnet man degenerative Veränderungen der Wirbelsäule, die im Alter entstehen. Es wird auch oft von
degenerativer (entarteter) Arthrose gesprochen.

Die Osteoarthritis der Wirbelsäule ist häufig Ursache für viele
Gesundheitsprobleme älterer Leute. Diejenigen Menschen, deren
Schädel richtig ausgerichtet bleibt, bekommen keine Osteoarthritis der Wirbelsäule; besonders dann nicht, wenn sie durch geeig-
nete Rückengymnastik ihre Rückenmuskeln stark und wider-
standsfähig erhalten. Osteoarthritis wird im Kapitel 8 ausführlich
behandelt.

Skoliose (seitliche Rückgratverkrümmung)

Wenn sich die Rückenmuskeln auf einer Seite unkontrolliert verkrampfen, was durch eine Fehlstellung der Schädelknochen verursacht wird, dann biegt sich die Wirbelsäule zu der Seite, auf der
die Muskeln verkrampft und damit verkürzt sind. Wird die Verkrümmung sehr deutlich, spricht man von Skoliose des Rückgrats. Dieser Zustand kann leicht normalisiert werden, wenn der
Schädel rechtzeitig justiert wird und der Patient daraufhin ein
Programm gymnastischer Übungen aufnimmt.

Weil eine solche Rückgratverkrümmung eine extrem ungleichmäßige Belastung der einzelnen Wirbel und der Wirbelgelenke
hervorruft, entwickeln sich degenerative Veränderungen sehr
schnell. Wird nichts getan, um diesen Zustand abzustellen, ist es
unmöglich, die Verkrümmung gänzlich zu korrigieren.

Herabgesetzter Hormonspiegel

Man nimmt an, daß sich die Schädelknochen in einem ähnlicher Rhythmus wie der Atem bewegen. Diese Bewegung ist wesentlich für die normale Gehirnfunktion und für den Fluß der »zerebro-spinalen Flüssigkeit«. Das ist die Flüssigkeit, welche Gehirn und Rückenmark einhüllt. Verschieben sich die Knochen des Schädels und bewegen sich nicht mehr normal, kann dieser Zustand ernstliche Störungen und chronische Probleme hervorrufen.

Einer der größten und wichtigsten Knochen des Schädels ist das Keilbein (siehe Skizze). Dieser Knochen bildet den vorderen Teil der Basis des Schädeldaches. Die Hirnanhangdrüse liegt in einer kleinen Rinne auf der oberen Fläche des Keilbeines. Die Hirnanhangdrüse ist die Hauptdrüse, deren Hormone direkt oder indirekt die Funktion vieler wichtiger Drüsen des Körpers kontrollieren. Wie Muskeltests gezeigt haben, ist die rhythmische Bewegung des Keilbeines eine Voraussetzung für das normale Funktionieren der Hirnanhangdrüse.

Muskeltests haben auch gezeigt, daß sich der Mangel an Spurenelementen, der sich unweigerlich einstellt, wenn sich der Hinterhaupt-Schädelknochen (das allgemeine Schädeldach wird später besprochen) verschiebt, störend auf die normale Bewegung des Keilbeins auswirkt. Die Hormonproduktion der Hirnanhangdrüse geht deutlich zurück, wenn die Bewegung des Keilbeines durch einen Mangel an Spurenelementen vermindert wird. Der Rückgang des Hormonspiegels bewirkt wiederum eine Verlangsamung vieler wichtiger Körperfunktionen.

Bringt man aber den Hinterhaupt-Schädelknochen in seine richtige Lage, verschwindet damit meist der Mangel an Spurenelementen, das Keilbein beginnt sich bald wieder normal zu bewegen, und der Hormonspiegel erholt sich.

105

Allgemeine Probleme, die durch Hormonmangel hervorgerufen werden

Eine der wesentlichsten Hormonmangelerscheinungen, die sich aus der Verschiebung des Keilbeins ergibt, ist die des Östrogens. Aus diesem Grund kann eine Verschiebung des Keilbeins indirekt die folgenden Probleme hervorrufen: unregelmäßige Menstruationsperioden, Unfruchtbarkeit, Krämpfe bei der Menstruation und ein chronisches Kalziumdefizit. Östrogen ist ein Hormon, das bei beiden Geschlechtern vorkommt und unter anderem verantwortlich für die normale Kalziumversorgung ist. Wenn der Östrogenspiegel fällt, kann Kalzium nicht mehr in angemessener Form umgewandelt werden. Dadurch können sich Karies, Osteoporose (Auflösung des Kalziums in den Knochen; das Symptom findet sich sehr oft bei Frauen über 50) und Muskelschwäche entwickeln. Auch eine Menge anderer Probleme kann auf einen Kalziummangel im Organismus zurückgeführt werden. Die Fehlstellung des Keilbeins kann auch eine Hauptursache von Kopfschmerzen sein.

Das Wachstumshormon wird vermutlich ausschließlich von der Hirnanhangdrüse produziert. Deshalb kann die Fehlstellung des Keilbeins die normale Entwicklung beeinflussen. Der bemerkenswerteste Effekt ist das Zurückbleiben im Wachstum. Gibt man Kindern Spurenelemente, die für die normale Bewegung des Keilbeins notwendig sind und justiert man ihren Hinterhaupt-Schädelknochen, normalisiert sich das Wachstum in den meisten Fällen. So schreibt zum Beispiel eine betroffene Mutter:

»Als mein Sohn 11 Jahre alt war, sorgte ich mich sehr, denn er war seit seinem siebten Lebensjahr kaum noch gewachsen. Er war das kleinste Kind in seiner Klasse. Als ich etwas vom Muskeltest hörte, habe ich meinen Sohn getestet und fand heraus, daß er zu wenig Spurenelemente hatte. Nachdem ich ihm die Spurenelemente gegeben hatte, die er benötigte, und auch sein Hinterhaupt justierte, wuchs er 5 cm innerhalb der nächsten zwei Monate. Er ist nun 17 Jahre alt und hat eine normale Größe.«

Diese Normalisierung des Wachstums wurde bei vielen anderen Kindern festgestellt. Nachdem ihnen die Spurenelemente zugeführt wurden und der Hinterhaupt-Schädelknochen ausgerichtet wurde, wuchsen sie bald wieder ganz normal.

Ungleiche Muskelentwicklung

Die Schieflage des Beckens und die allgemeine Verkrümmung des Skeletts, die durch Verkrampfung der Muskeln ausgelöst wird, hat eine ungleichmäßige Entwicklung der Muskeln des Rückens und des Beckens zur Folge. Wenn die Muskeln auf einer Körperseite erheblich stärker verkrampft sind als die entsprechenden Muskeln auf der anderen Körperseite, wird sich die Wirbelsäule zu der Seite der stärker verkrampften Muskeln verbiegen. Dadurch kann der Druck auf die Nerven des Rückenmarks so extrem werden, daß die Weiterleitung der Nervenimpulse gestört wird. Wird an diesem Zustand nichts geändert, können sich daraus ernsthafte Gesundheitsprobleme ergeben.

Rückgratversteifungen

Wenn bestimmte Rückenmuskeln sich zu sehr verkrampfen und sich nicht mehr entspannen, werden die entsprechenden Teile des Rückgrats steif und gelegentlich schmerzhaft. Die Teile der Wirbelsäule, in denen die normale Beweglichkeit infolge von örtlichen Muskelverkrampfungen verlorengegangen ist, werden als

»Rückgratversteifungen« bezeichnet. Sind die Schädelknochen ausgerichtet, entspannen sich die Rückenmuskeln, und die Rückgratversteifungen lassen nach. Die Rückengymnastik, die im nächsten Kapitel gezeigt wird, ist eine wertvolle Unterstützung bei der Entspannung der Rückenmuskeln und der Wiederherstellung der normalen Bewegungsfähigkeit.

Die Ausrichtung der Schädelknochen

Die Justierung der Schädelknochen ist nicht leicht und sollte nicht von Personen versucht werden, die keine Ausbildung in dieser Behandlungsmethode haben. Es gibt aber drei einfache Techniken, die auch von Laien sicher und ohne die Gefahr von Komplikationen benutzt werden können.

Die Scheitelbeinknochen treffen sich am Schädeldach (siehe Bild 1) in der sogenannten Pfeilnaht. Eine Naht ist eine Art fasriger Fuge, in der sich gegenüberliegende Oberflächen dicht vereinigen. Diese Fugen zwischen den Schädelknochen nennt man Nähte. Muskeltests haben gezeigt, daß durch ein Zusammendrücken der Scheitelbeinknochen entlang der Pfeilnaht die Bauchmuskeln merklich schwächer werden.

Wenn man die Scheitelbeinknochen entlang der Pfeilnaht auseinanderzieht, wie dies in Bild 2 gezeigt wird, erfahren die Bauchmuskeln hingegen eine Verstärkung.

Zieht man die Scheitelbeinknochen auseinander, sollte man sorgfältig darauf achten, nicht zu viel Kraft zu gebrauchen. Ein sanfter, aber bestimmter Druck ist alles, was notwendig ist.

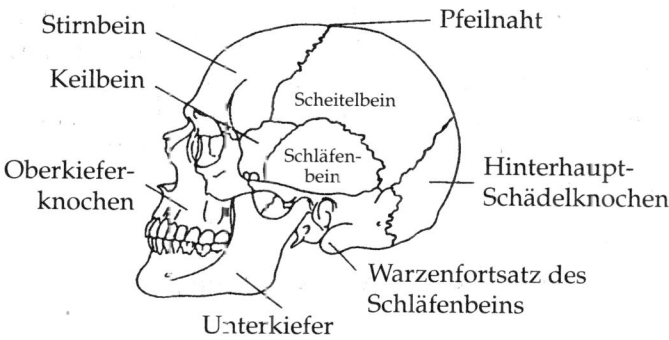

Stirnbein

Keilbein

Oberkiefer-
knochen

Scheitelbein

Schläfen-
bein

Pfeilnaht

Hinterhaupt-
Schädelknochen

Warzenfortsatz des
Schläfenbeins

Unterkiefer

Bild 1: Seitenansicht des menschlichen Schädels.

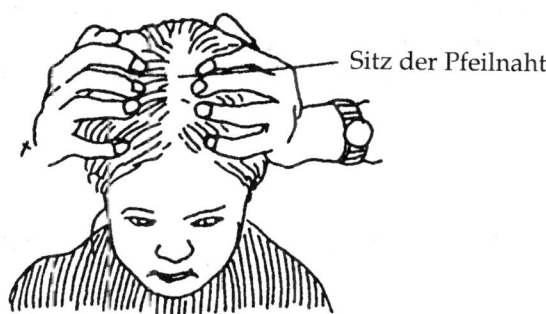

Sitz der Pfeilnaht

Bild 2: Diese Zeichnung zeigt die Handposition für die Ausrichtung der Pfeilnaht

Das Keilbein (Sphenoid)

Wie bereits erwähnt, wurde durch Muskeltests belegt, daß die Fehlstellung des Keilbeins in den meisten Fällen nur das Resultat von fehlenden Mineralien ist und keine wirkliche Verschiebung des Knochens. Die Beweglichkeit des Keilbeins ist merklich beeinträchtigt, wenn die betreffende Person nicht genügend Jod, Kupfer, Chrom, Zink oder Spurenelemente aus dem Montmorillonit hat. Sobald der Mangel ausgeglichen ist, beginnt sich das Keilbein wieder normal zu bewegen, ohne daß ein Eingreifen von außen notwendig wäre. Um das Keilbein auszurichten, braucht man daher nur den Mangel an Mineralien auszugleichen. Wird eine Fehlstellung des Keilbeins festgestellt, die auf einem Mangel an Kupfer, Chrom, Jod oder Zink beruht und dieses Problem korrigiert, ist es wichtig, daran zu denken, daß sich innerhalb kurzer Zeit ein Mangel an Spurenelementen, die im Montmorillonit vorkommen, entwickelt. Manchmal zeigt sich dieser Mangel innerhalb von ein bis zwei Stunden. Aus diesem Grund sollte man nach der Einnahme von Kupfer, Chrom, Jod oder Zink auch immer gleichzeitig Montmorillonit einnehmen.

Weil Montmorillonit eine sehr verdünnte Form von Spurenelementen enthält, sollte man große Mengen (bis zu 20 Tabletten täglich) über mehrere Tage hinweg einnehmen. Wie bereits erwähnt, stoppt ein Mangel an Montmorillonit die normale Beweglichkeit des Keilbeins. Aus diesem Grund kann die Einnahme von Kupfer, Chrom, Jod oder Zink nicht immer die Symptome stoppen, die diese Mangelerscheinungen hervorrufen, wenn nicht gleichzeitig genügend Montmorillonit eingenommen wird.

Der allgemeine Schädeldefekt

Mit Hilfe des Muskeltests wurde eine wichtige Entdeckung gemacht: Wird der Körper einer Person heftigem Streß ausgesetzt,
kann das Hinterhaupt (der Hinterhaupt-Schädelknochen) schief-
stehen. Diese Fehlstellung ist so allgemein verbreitet, daß man
kaum einen Menschen findet, der sie nicht hat. Aus diesem
Grund bezeichnet man sie als »allgemeinen Schädeldefekt«.

Die Fehlstellung oder Verdrehung des Hinterhaupt-Knochens
kann leicht festgestellt werden, wenn man die kleinen Finger gerade unter den Warzenfortsatz der Schläfenknochen hält (siehe
Bild 3). Ist eine Verschiebung vorhanden, hat man den Eindruck,
der Warzenfortsatz würde an einer Seite tiefer sitzen. Bei einigen
Menschen ist der Unterschied sehr groß: die eine Seite kann bis
zu 3 cm tiefer sitzen als die andere.

Wie man den allgemeinen Schädeldefekt beseitigt

Diese Fehlstellung des Schädels ist für die Mehrzahl der Menschen äußerst beeinträchtigend und ruft in den meisten Fällen
größere Komplikationen hervor als alle anderen Fehlstellungen
des Schädels. Überraschenderweise ist jedoch die Korrektur dieser Fehlstellung einfacher als die aller anderen Fehlstellungen des
Schädels. Man braucht nur die Hand auf den Hinterkopf des zu
Behandelnden zu legen, wie in Bild 4 gezeigt wird und auf der
Seite des Kopfes, die tiefer liegt, leicht aufwärts zu drücken. Es ist
wichtig, dabei nicht zu viel Kraft zu benutzen, nur sanfter stetiger
Druck ist notwendig. Danach prüft man erneut, ob die beiden
Seiten des Kopfes des Behandelten gleich hoch sind.

Es ist nicht unbedingt notwendig, die Fehlstellung von einer anderen Person korrigieren zu lassen. Das kann man auch selbst tun. Man muß nur mit beiden Händen den Hinterkopf in die Höhe drücken. Kann man nicht herausfinden, welche Seite des Hinterhaupt-Knochens tiefer liegt, preßt man einfach beide Seiten des Hinterkopfes nach oben. Dabei kann nichts falsch gemacht werden. Nur die Seite, die tiefer liegt, wird wieder höher gehen. Die Seite ohne Fehlstellung wird sich nicht bewegen.

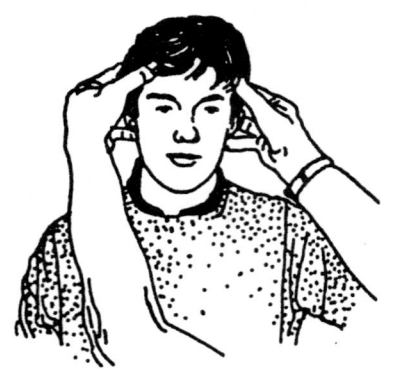

Bild 3: Diese Darstellung zeigt eine Person, die auf Fehlstellung des Hinterkopfes bzw. auf den allgemeinen Schädeldefekt untersucht wird. Man kann erkennen, daß der linke Warzenfortsatz bedeutend tiefer liegt als der rechte. (Diese Zeichnung wurde nach einem Foto angefertigt.)

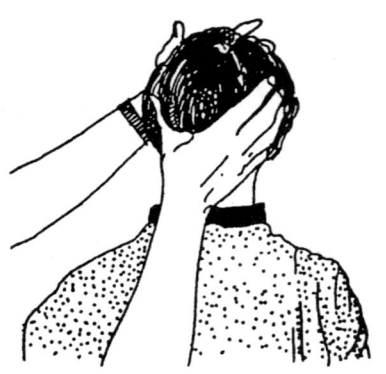

Bild 4: Hier wird verdeutlicht, wie der Hinterhaupt-Knochen justiert wird. Man sollte mit dem fleischigen Teil der Handfläche an der Basis des Daumens nach oben drücken. Nachdem die Justierung am Hinterkopf durchgeführt wurde, sollte man noch einmal testen, ob die Korrektur erfolgreich war. Wenn dies der Fall ist, liegen die Warzenfortsätze auf gleicher Höhe.

Bild 5: Ist der Hinterhaupt-Knochen verdreht, verlängert sich der Schädel ein wenig. Um dies auszugleichen, sollte der Behandelte gebeten werden, einen tiefen Atemzug zu tun, während man seinen Kopf sanft zusammendrückt, wie dies die Zeichnung zeigt. Das sollte mehrmals wiederholt werden. Es darf nur sanfter Druck ausgeübt werden. Der Schädel justiert sich überraschenderweise leicht. Es kann jedoch gefährlich werden, wenn man zu viel Kraft anwendet.

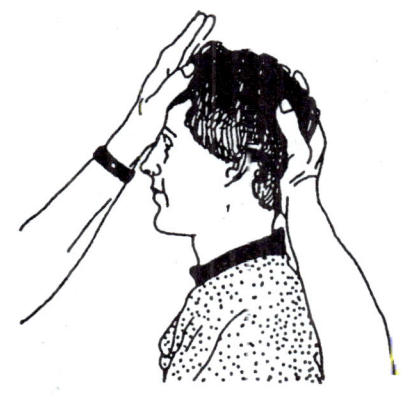

Die Ursachen der Fehlstellungen des Schädels

Muskeltests haben gezeigt, daß die Fehlstellungen der Schädelknochen von Änderungen im Chemiehaushalt des Körpers ausgelöst werden. Solange keine größeren Änderungen im Chemiehaushalt des Körpers erfolgen, können die Schädelknochen nicht so leicht aus ihrer Ursprungsstellung geraten. Die üblichen Ursachen, die die Chemie des Körpers aus dem Gleichgewicht bringen können, sind:

Mangel an Vitaminen und Mineralien, Essen von künstlich hergestellten Nahrungsmitteln (wie zum Beispiel Zucker oder Weißmehlprodukten), Übersättigung, Essen von Lebensmitteln, die Verdauungsbeschwerden hervorrufen, Einnahme von Medikamenten oder zu intensiver Kontakt mit Chemikalien oder Dämpfen.

Weitere Faktoren, die die Körperchemie aus dem Gleichgewicht bringen können und dadurch Fehlstellungen der Schädelknochen bewirken, sind:

Sorgen, Streß, Ängste, Kummer, Schmerzen, Infektionen und Erschöpfung.

Derjenige Faktor, der am ehesten als Ursache für Fehlstellungen der Schädelknochen angesehen werden kann, ist in der offenen Ileo-Caecalen Klappe und im Überhandnehmen von Darmparasiten zu suchen (siehe Kapitel 9). Durch Parasiten und eine offene Ileo-Caecale Klappe kann der Körper so vergiftet werden, daß selbst die Justierung der Schädelknochen nicht lange anhält. Ohne eine Entgiftung des Körpers ist es unmöglich, die Justierung des Schädels aufrechtzuerhalten.

Einen Beweis dafür, daß die Fehlstellungen des Schädels durch Änderungen im Chemiehaushalt des Körpers hervorgerufen werden, gibt folgendes Beispiel: Bei einigen Menschen ist es möglich, solche Fehlstellungen hervorzurufen, indem man sie veranlaßt, etwas zu sich zu nehmen, auf das sie erfahrungsgemäß stark allergisch reagieren. So genügt es zum Beispiel in manchen Fällen schon, eine Aspirintablette in die Hand zu nehmen, um eine Fehlstellung des Schädels hervorzurufen.

In unserer modernen Welt ist es nur wenigen Menschen vergönnt, Fehlstellungen des Schädels zu entgehen. Praktisch jeder weist einen oder mehrere Knochen der Schädeldecke in Fehlstellungen auf. Daher hat fast jeder Mensch meist immer irgendein Gesundheitsproblem. An diese Gesundheitsprobleme haben wir uns mittlerweile so gewöhnt, daß wir sie für normal halten.

Folgende Fallgeschichten zeigen, inwiefern die Justierung des Schädels die Voraussetzung für ein erfolgreiches Behandlungs- oder Vorsorgeprogramm ist. Ist der Schädel vorher nicht justiert worden, sind alle anderen Bemühungen, dem Patienten zu helfen, nur teilweise von Erfolg gekrönt.

1. »Ein 42 Jahre alter Büroangestellter entwickelte so starke Gesundheitsprobleme, daß er 12 Jahre lang nicht arbeiten konnte. Er ging zu zahlreichen Spezialisten und versuchte jede mögliche Behandlung, aber es war keine Besserung seines Gesundheitszustandes festzustellen. Nachdem jedoch

sein Schädel justiert wurde, verschwanden sofort
alle seine Symptome, und er konnte wieder zur
Arbeit gehen und ein normales Leben führen.«

2. »Ein Mann, der mit schweren Geräten arbeitete,
bekam Schmerzen im unteren Rücken. Als die Ma-
nipulationen durch einen Chiropraktiker nichts
halfen, ging er zu seinem Arzt, der ihn an einen
Orthopäden verwies. Der Patient verbrachte die
nächsten Monate im Krankenhaus. Seine Schmerzen wurden so schlimm, daß er mehrmals am Tage
Morphiumspritzen erhielt. Nachdem der Schädel
des Patienten ausgerichtet wurde, verschwanden
die Schmerzen fast sofort, und er konnte am nächsten Tag wieder zur Arbeit gehen.«

3. »Die Diagnose eines 14jährigen Mädchens lautete
auf Skoliose (Rückgratverkrümmung). Ihre Wirbelsäule bog sich so sehr nach rechts, daß sie ver-
legen wurde, wenn andere Kinder sie anstarrten.
Man verschrieb ihr ein Stützkorsett, und es war
ein chirurgischer Eingriff vorgesehen. Als der
Schädel dieses Mädchens ausgerichtet war, besserte sich ihr Zustand innerhalb eines Monats, und
von ihrer Rückgratverkrümmung war nichts
mehr zu bemerken.«

4. »Eine 35jährige Frau war seit neun Jahren verheiratet und bekam keine Kinder. Sie hatte viele Ärzte
aufgesucht, aber die Ursache ihres Problems konnte nicht ausfindig gemacht werden. Nachdem ihr
Schädel ausgerichtet worden war, wurde sie nach
ein paar Wochen schwanger. Die ersehnte Schwan-
gerschaft verlief zudem ohne besondere Vor-

kommnisse und sie gebar eine gesunde Tochter.«

5. »Eine junge Frau konnte ihre Babies nicht austragen. Sie hatte sieben Fehlgeburten und hatte alle Hoffnung verloren, jemals ein Kind zur Welt zu bringen. Nachdem ihr Schädel justiert worden war, hatte sie keine Probleme mehr und gebar zwei gesunde Jungen.«

Der Atlas-Wirbel

Dem obersten Wirbel, auf dem der Kopf sitzt, wurde der Name Atlas gegeben. Er bewegt sich mit dem Kopf und ist nicht wie die anderen Wirbel konstruiert. Der wichtigste Unterschied besteht darin, daß er keinen Wirbelfortsatz hat, der die Beweglichkeit stark einschränkt. Das Gelenk zwischen dem Atlas und dem Wirbel darunter, dem Axiswirbel, ist von Natur aus flach und gleitend ausgebildet und erlaubt einen weiten Bewegungsspielraum. Daher kann sich der Kopf frei in alle Richtungen bewegen.

Nachdem es nun die moderne Technologie möglich gemacht hat, genaueste Röntgenaufnahmen vom Atlas zu machen, fand man heraus, daß dieser wichtige Wirbel bei fast jedem Menschen eine Fehlstellung aufweist. Da eine Fehlstellung des Atlas Druck auf den Hirnstamm ausübt, werden dadurch die gleichen Symptome hervorgerufen wie bei einer Fehlstellung des Hinterhauptes (siehe allgemeiner Schädeldefekt).

Die Auswirkungen von Fehlstellungen des Schädels und des Atlaswirbels sind ähnlich. Es zeigen sich störende Einwirkungen auf das Nervensystem und Verspannungen der Rückenmuskeln. Aus diesem Grund hat die Justierung des Schädels auch einen ähnlichen Effekt wie die des Atlaswirbels.

Weist der Atlaswirbel eine starke Fehlstellung auf, kann seine Justierung einen größeren Einfluß auf die Symptome bewirken als die Schädeljustierung. Ist die Fehlstellung des Atlaswirbels nur geringfügig, kann die Justierung des Schädels den größeren Effekt bewirken. Die besten Resultate erhält man jedoch, wenn man sowohl den Schädel als auch den Atlaswirbel justiert.

Es ist interessant, daß all den Personen, die eine dramatische Genesung nach der Justierung ihres Schädels erlebten, zwei Dinge gemeinsam waren: Zunächst hatten sie praktisch keine Fehlstellung des Atlaswirbels. Das hatte also vermutlich nur geringen störenden Einfluß hervorgerufen. Desweiteren hatten diese Patienten eine normale vorwärts geneigte (lordotische) Halswirbellage (siehe Kapitel 8). Sie wiesen deshalb nur geringe degenerative Veränderungen ihres Rückgrats auf.

Ist die Fehlstellung des Atlaswirbels gering, bewirkt sie gewöhnlich keine ernsten Probleme, wenn der Hinterhaupt-Schädelknochen justiert worden ist. Ist die Fehlstellung des Atlaswirbels jedoch erheblich, wird sich dies auch dann deutlich störend bemerkbar machen, wenn der Schädel bereits justiert wurde. In solchen Fällen sollte man einen Chiropraktiker konsultieren, der die Fehlstellung des Atlaswirbels beseitigt.

Die Justierung des Atlaswirbels ist nicht einfach. Eine Methode, die in diesem Fall erfolgreich in den USA angewandt wird, ist die sog. N.U.C.C.A.-Technik. Diese Methode wird von Ärzten der Chiropraxis ausgeübt, die sich auf das Justieren des Atlaswirbels spezialisiert haben. Sie haben sich in der Nationalen Vereinigung der Chiropraktiker der oberen Halswirbel (N.U.C.C.A. = National Upper Cervical Chiropractic Association) zusammengeschlossen.

Verdrehen und krachendes Einrenken kann nicht dazu dienen, den Atlaswirbel erfolgreich zu justieren. Das kann die Fehlstellung eher sehr verschlechtern.

Die anderen Wirbel des Rückgrats (also die des Halses, des mittleren und unteren Rückens) sind durch dicke, sehr kräftige Knorpelplatten (Bandscheiben) verbunden. Sie haben Knochenfortsätze, die ineinandergreifen und die nur geringe Bewegung zulassen. Aus diesem Grunde sind viele der führenden Chiropraktiker der Ansicht, daß Fehlstellungen im Wirbelsäulenbereich nicht auftreten können. Nach der Meinung dieser Ärzte können Rückenprobleme nur durch verspannte Muskeln (Fixationen) verursacht werden, von denen man heute weiß, daß sie durch Fehlstellungen des Atlaswirbels oder des Hinterhaupt-Schädelknochens verursacht werden.

Durch die Nichtbeachtung der Fehlstellungen des Schädels und des Atlaswirbels hat die moderne Medizin einen der wichtigsten Gründe für fast alle Gesundheitsprobleme – speziell der langandauernden chronischen Krankheiten – übersehen.

Die nachfolgenden Fallstudien sind eingefügt, um dem Leser ein besseres Verständnis dafür zu geben, in welchem Grade die Fehlstellungen des Atlaswirbels störende Einflüsse auf die normale Funktion ausüben. Es ist interessant, daß die Patienten vergleichsweise große Fehlstellungen des Atlas aufwiesen, und in allen Fällen gab es nur geringe symptomatische Besserungen, nachdem der Schädel justiert war oder nachdem ausgleichende Techniken wie die N.U.C.C.A.-Technik angewandt wurden.

1. »Nach einem Autounfall erlebte eine Krankenschwester so schwere Gesundheitsprobleme, daß sie über neun Monate nicht arbeiten konnte. Sie litt unter Kopfschmerzen, Schwindelanfällen und schweren Schmerzen in der ganzen linken Körperseite. Keiner der Ärzte, die sie untersuchten, konnte herausfinden, was ihre Probleme verursachte. Alle Tests verliefen negativ, und die Röntgenaufnahmen zeigten keine auffallenden Befunde.

Als sie den Altaswirbel justiert bekam, hörten alle ihre Schmerzen sofort auf, und sie konnte ihre Arbeit wieder aufnehmen. Sie hatte einige Zeit später einen schmerzhaften Rückfall, als ihr Atlaswirbel wieder in eine Fehlstellung geriet. Wie

zuvor verging der Schmerz sofort, nachdem ihr
Atlaswirbel wieder justiert war.«

2. »Ein Büroangestellter litt einige Jahre unter ständigen Asthmaanfällen. Diese waren oftmals so
schwer, daß er ins Krankenhaus eingeliefert werden mußte. Nachdem sein Atlaswirbel justiert
wurde, hörten die Asthmaanfälle sofort auf.«

3. »Ein Zimmermann hatte nach einem Berufsunfall
so schwere Schmerzen in seinem oberen Rücken,
daß er über zwei Jahre lang nicht zur Arbeit gehen
konnte. Keiner der Ärzte, an die er sich wandte,
konnte herausfinden, was den Schmerz verursachte. Als jedoch sein Atlaswirbel justiert worden
war, vergingen sofort alle Schmerzen. Am nächsten Tag ging er wieder zur Arbeit.«

4. »Eine ältere Frau entwickelte so extrem starke
Kopfschmerzen und Schmerzen im Nacken, daß
sie ins Krankenhaus eingeliefert werden mußte.
Die Schmerzen waren so schlimm, daß sie mehrmals am Tag mit Morphium behandelt werden
mußte. Alle medizinischen Tests waren negativ,
und die Ärzte waren ratlos bei dem Versuch, die
Ursache für ihre Probleme zu finden. Als der Atlaswirbel dieser Patientin justiert wurde, hörten
ihre Schmerzen sofort auf.«

Unzählige ähnliche Fallgeschichten könnten aufgeführt werden.
Es gibt einige gut dokumentierte Fälle, in denen sich sogar Krebspatienten wieder erholten, nachdem ihr Atlaswirbel justiert worden war. Ihr eigener Körper konnte nun den Kampf gegen den
Krebs aufnehmen.

Die Fehlstellungen des Schädels und des Atlaswirbels

Der Grad der störenden Einflüsse, die durch Fehlstellungen des Atlaswirbels hervorgerufen werden, beruht auf dem Grad der Fehlstellung desselben. Weil die Fugenoberflächen zwischen Atlaswirbel und Hinterhaupt-Schädelknochen einerseits und zwischen Atlaswirbel und Axiswirbel andererseits in Kurvenform verlaufen, werden die Fehlstellungen des Atlaswirbels nicht in Millimetern oder Zentimetern gemessen, sondern in Grad. Vermutlich beeinflußt eine Fehlstellung von 1° etwa 8% des Rückenmarks, eine Fehlstellung von 2° etwa 16%.

Der Einfluß, den eine Fehlstellung des Atlaswirbels auf die Gesundheit einer Person ausübt, hängt aber nicht nur davon ab, wie groß diese Fehlstellung ist. Es ist viel entscheidender, welcher Teil des Nervensystems und des Körpers beeinträchtigt wird. Wenn zum Beispiel die Nerven, die zum Herzen führen, gestört werden, ist das Herz unmittelbar betroffen. Werden beispielsweise die zur Leber führenden Nerven dadurch gestört, daß der Atlaswirbel auf den Hirnstamm drückt, wird die Leber betroffen sein.

Es ist daher unbedingt erforderlich, daß der Atlaswirbel gut ausgerichtet ist.

7. Rückengymnastik

Warum Rückengymnastik so wichtig ist

Die Hauptursache der sogenannten »Osteoarthritis«, das heißt, der degenerativen Veränderung der Wirbelsäule, ist die Schwäche der Muskeln, die die Wirbel in der richtigen Lage halten sollen. Das kann sich so gesundheitsschädigend und schwächend auf den Körper auswirken, daß man wirklich alles tun sollte, um diesen Zustand zu vermeiden.

Die beste Vorbeugung gegen Osteoarthritis der Wirbelsäule sind regelmäßige gymnastische Übungen, die die Rückenmuskeln stärken. Solange die Rückenmuskeln stark sind und die Wirbel sicher in ihrer richtigen Lage gehalten werden, kann diese Form der Erkrankung keinen Fuß fassen. Unternimmt man nichts gegen eine Schwäche der Muskeln, breitet sich die Arthritis wie Krebs über die Wirbelsäule aus. Sie zerstört die Bandscheiben und die Gelenke der Wirbelsäule, unter Umständen wird ein normales Funktionieren des Körpers und Gesundheit überhaupt unmöglich.

Die Vorbeugung der Osteoarthritis ist ein guter Grund, weshalb man mit regelmäßiger Gymnastik die Rückenmuskeln stärken sollte. Die Vorbeugung von Rückgratverkrümmungen ist ein anderer guter Grund. Sind die Rückenmuskeln stark, können sie leicht verhindern, daß die Wirbel aus ihrer Normallage rutschen und auf die Nerven des Rückgrats und das Rückenmark drücken.

Wenn die Wirbel durch die Muskeln nicht sicher an ihrem vorbestimmten Platz gehalten werden, schlüpfen sie aus ihrer angestammten Lage bald heraus. Sie drücken dann auf die Nerven der Wirbelsäule und stören die normale Übermittlung von Nervenimpulsen zu verschiedenen Teilen des Körpers. Der Druck auf die Nerven bewirkt Probleme wie Schwächeanfälle, Schmerzen, schlecht funktionierende Organe, Taubheitsgefühle und Kopfschmerzen.

Sollte denn jeder Wirbelsäulengymnastik betreiben?

JA!! Sogar dann, wenn man sehr »auf Draht ist« und bereits eine Menge gymnastischer Übungen macht, sollte man die Rückengymnastik in sein Programm aufnehmen. Tatsächlich haben es Athleten viel eher nötig, mit diesen gymnastischen Übungen zu beginnen, als Normalpersonen, die nur wenig Gymnastik treiben. Das liegt daran, daß Sportler ihre Muskeln oft ungleichmäßig ausbilden.

Wenn sich die Rückenmuskeln ungleichmäßig entwickeln, ziehen die stärkeren Muskeln die Wirbelsäule in ihre Richtung. Die normalen Biegungen gehen verloren, und die Wirbelsäule wird anfällig gegenüber Verletzungen und degenerativen Veränderungen. Unternimmt man nichts dagegen, ist ein Schaden an den Gelenken der Wirbelsäule und an den Bandscheiben vorprogrammiert.

Der Hauptgrund für die gymnastischen Übungen ist deshalb, die Rückenmuskeln so gleichmäßig wie nur irgendmöglich zu stärken. Nur so entsteht eine ausbalancierte Wirbelsäule, die nicht mehr von der richtigen Lage abweicht.

Sind die Rückenmuskeln gut ausgeglichen entwickelt, wird die Wirbelsäule ihre normalen Kurven wieder einnehmen, und die Wirbel werden sicher in der absolut richtigen Position gehalten. Man wird überrascht sein, um wieviel besser man sich dann fühlt. Der Kopf wird klar bleiben, man hat viel mehr Energie, und der ganze Körper wird besser funktionieren, weil kein Druck mehr auf das Nervensystem einwirkt. Der Fluß der Nervenimpulse vom Gehirn zu allen Körperteilen wird sich normalisieren und kann besser sein als je zuvor im Leben.

Man sollte sich immer daran erinnern, daß die Rückenmuskeln so wunderbar ausgebildet sind, daß sie, wenn sie nur stark genug und gut ausbalanciert sind, die Wirbel jederzeit in der richtigen Position festhalten – sei es nun, daß man sitzt, steht, rennt, ein schweres Gewicht trägt oder sich in irgendeine Richtung verdreht.

Ehe man ein Gymnastikprogramm beginnt, sollte man sichergehen, daß der Schädel und der Atlaswirbel ausgerichtet sind,
damit sie nicht Fehlstellungen des Körpers bewirken. Ist nämlich
der ganze Körper wegen einer Fehlstellung des Schädels und des
Atlaswirbels verkrümmt, verstärken gymnastische Übungen nur
noch die Unausgeglichenheit der Muskeln.

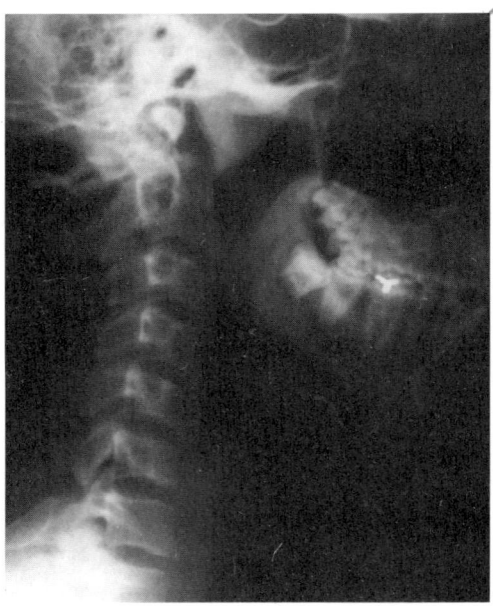

Bild 1: Dieses Bild zeigt die Röntgenaufnahme einer Halswirbelsäule. Die zwei Hauptsymptome der Schwäche der Halswirbelsäule kann man klar erkennen: Es handelt sich um den Verlust der normal nach vorn gebogenen Kurve und Ungleichmäßigkeiten.

Unter Ungleichmäßigkeiten versteht man, daß die Wirbel nicht gut aufgefädelt sind und einen Stotter- oder Treppenstufeneffekt aufweisen. Die Linie, die von den Rückseiten der Wirbelkörper gebildet wird, nennt man die Georgslinie. Sie bildet die Vorderseite der Wand des Nervenkanals, durch den das Rückenmark hindurchläuft. Wenn die Wirbel wegen einer Schwäche der sie stützenden Muskeln stark verschoben sind – wie es in diesem Bild der Fall ist –, wird Druck auf das Rückenmark und die Nerven der Wirbelsäule ausgeübt. Das unterbindet den normalen Fluß der Nervenimpulse zu einigen Körperteilen. Ein Nacken wie dieser ist schwach, und die Wirbelgelenke werden sich abnutzen. »Osteoarthritis« ist die Folge – schon in jungen Jahren.

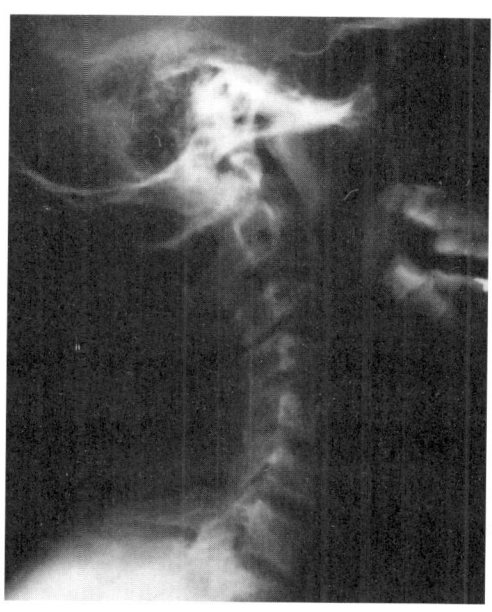

Bild 2: Dies ist die zweite Aufnahme des gleichen Patienten wie auf Bild 1. Sie wurde 21 Tage später gemacht. In der Zwischenzeit unterzog sich der Patient einem Gymnastikprogramm, das die entsprechenden Muskeln stärkte. Man kann ohne weiteres sehen, daß in dem Augenblick, in dem die Nackenmuskeln stark werden, die Wirbel automatisch zurück in ihre korrekte Lage gezogen werden. Dabei wird die Wirbelsäule perfekt ausgerichtet. Die Rücken der Wirbelkörper formen nun eine sanfte Linie. So können sie keinen Druck auf das Rückenmark oder die Nerven der Wirbelsäule ausüben. Solange die Muskeln stark genug bleiben, um die Wirbel perfekt ausgerichtet zu halten, wird die »Osteoarthritis« niemals einsetzen. Man beachte dabei die perfekte Vorwärtskurve der Halswirbel.

Gymnastische Übungen für die Wirbelsäule

Diese Übungen stärken und strecken das Rückgrat und machen es kräftig und biegsam. Die Wirbel werden damit sicher in ihrer angestammten Lage gehalten und drücken nicht auf das Nervensystem. Wie wir später in diesem Kapitel erklären werden, kann auch das Entstehen von Versteifungen verhindert werden. Man sollte jedoch vorsichtig mit den Übungen beginnen und sich nicht übernehmen. Zu viel und zu schnell kann schädlich sein.

Bei Ausführung der Übungen sollte man folgende Grundregeln stets im Auge behalten:

1. Man sollte sich langsam steigern, sobald man sich stärker fühlt.
2. Man sollte nie zu viel üben, sondern lediglich das Pensum einhalten, das man leicht ausführen kann.

Wenn man sich übernimmt, wird man steif und verspannt. Man kann sogar eine Muskelzerrung oder eine Überdehnung der Sehnen herbeiführen, und das ist sehr schmerzhaft. Das kann völlig entmutigen und davon abhalten, das Programm durchzuführen.

Es ist zu beachten, daß nicht jede Gymnastik die Wirbelsäule stärkt. Yogalehrer und Sportler haben häufig sehr schwache Wirbelsäulen, und die normalen Kurven der Wirbelsäule sind ihnen verlorengegangen. Man muß eben gezielte Übungen machen, die darauf ausgerichtet sind, die Rückenmuskeln zu stärken. Das bringt ein starkes Rückgrat und einen gut geformten Rückenschwung.

Übung 1: Bei dieser Übung muß man auf der Seite liegen. Der Kopf sollte dabei über die Kante des Bettes oder der Bank hinausragen. Man senkt den Kopf über die Schulter, soweit man kann, und hebt ihn dann über die andere Schulter so hoch wie möglich. Das sollte man 30–40mal wiederholen. Die beste Zeit für diese Übungen ist früh vor dem Aufstehen. Macht man diese Übung im Bett, wird man feststellen, daß sie lokkert und aufwärmt. So kann man besser vorbereitet den Tag beginnen.

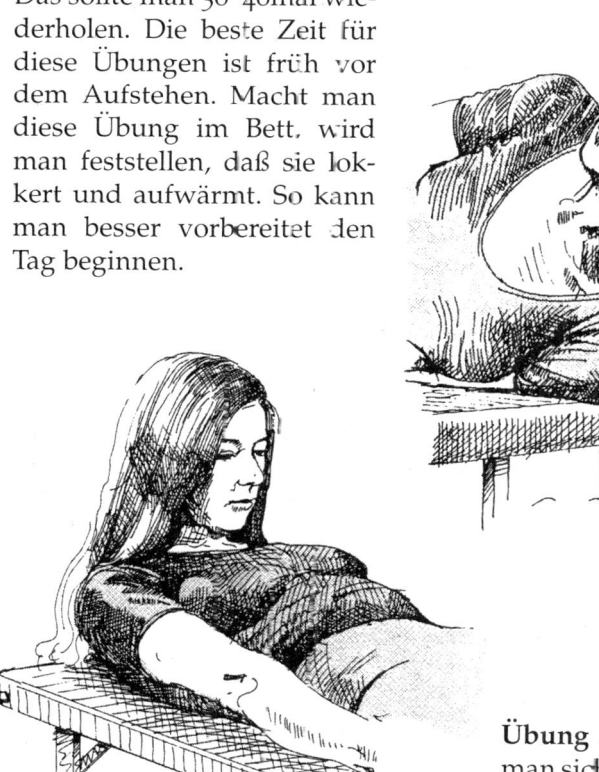

Übung 2: Hierbei sollte man sich auf den Rücken legen. Der Kopf ragt wieder über die Karte des Bettes oder der Bank hinaus. Man soll den Kopf langsam so tief wie möglich nach unten fallen lassen und ihn dann so weit wie möglich hochheben. Die Übung sollte 10–20mal wiederholt werden.

127

Übung 3: Bei dieser Übung liegt man auf dem Bauch. Der Kopf und die Schultern sollten über die Kante des Bettes oder der Bank hinausragen. Der Kopf wird so tief wie möglich nach unten fallen gelassen, anschließend hebt man den Kopf und den Oberkörper so hoch man kann. Dabei sollen sich die Beine nicht bewegen. Anfangs kann man diese Übung nur ein paarmal ausführen.

Wenn man aber stärker wird, sollte man versuchen, sie bis zu 100 und mehr mal zu wiederholen. Das ist bei weitem die beste Übung, um die Rücken- und Nackenmuskeln zu stärken. Diese Muskeln sind ganz besonders wichtig, um die Wirbel in ihrer Lage zu halten. In dieser Hinsicht sind sie wichtiger als die Muskeln, die von vorn oder seitlich an der Wirbelsäule angreifen. Man sollte die Übung ziemlich schnell durchführen. Geht man zu langsam vor, ist die Übung zu zeitraubend und man ist versucht, die ganze Gymnastik aufzugeben.

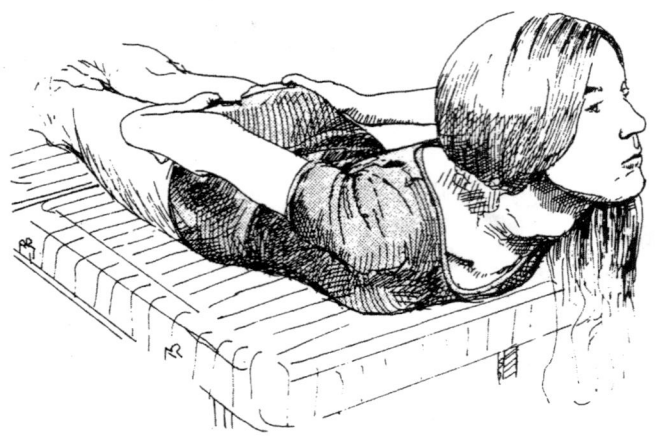

Übung 4: Man schließt bei dieser Übung die Hände ziemlich dicht vor dem Körper und zieht sie kräftig auseinander. Man sollte dabei bis vier oder fünf zählen. Danach ruht man für ein paar Sekunden aus und wiederholt das ganze fünf- bis zehnmal. Diese Übung kann man mehrmals am Tag durchführen. Es spielt dabei keine Rolle, ob man im Bett auf dem Rücken liegt, sitzt oder steht. Auf diese Weise stärkt man die Muskeln des oberen Rückens und der Schultern. Macht man diese Übung mehrmals täglich und stärkt dadurch die Muskeln des oberen Rückens, wird man niemals mehr in diesem Bereich Schmerzen verspüren; es sei denn, man hat einen erheblichen Mangel an Vitaminen, Spurenelementen oder Mangan.

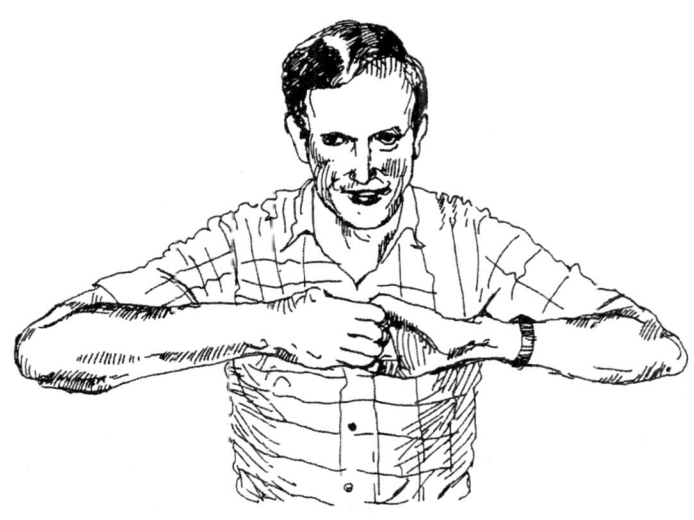

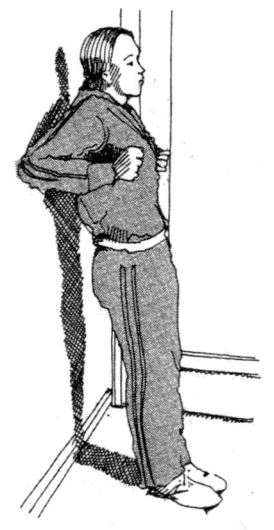

Übung 5: Bei dieser Übung steht man mit dem Rücken zur Wand und drückt sich davon mit den Ellbogen ab. Man führt diese Übung 20- bis 40mal durch. Wenn man stärker wird, kann man die Füße immer weiter von der Wand wegstellen. Das ist eine weitere ausgezeichnete Übung, um die Schultern und die oberen Rückenmuskeln zu stärken.

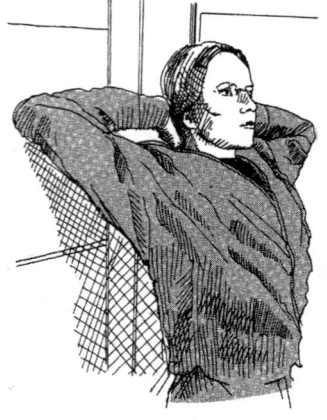

Übung 6: Hier werden die Finger verschränkt hinter dem Nacken gehalten. Man steht in einer Ecke und drückt sich von der Wand ab, wie auf dem Bild zu sehen ist. 20- bis 40mal wiederholen. Das ist eine ausgezeichnete Art, den Brustkorb zu strecken und zu erweitern.

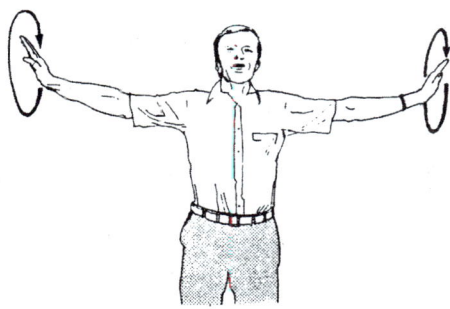

Übung 7: Im aufrechten Stand werden die Arme waagrecht ausgestreckt. Nun werden die Arme im Kreis bewegt, und zwar zunächst im Uhrzeigersinn und später im Gegenuhrzeigersinn – so
schnell man kann. Die Arme sollten in möglichst kleinen Kreisen
bewegt werden. Alles 100mal wiederholen.

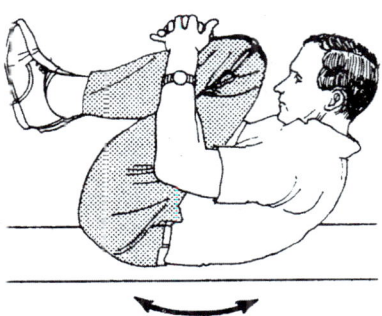

Übung 8: Bei dieser Übung werden die Hände geschlossen und
um die Unterschenkel unterhalb der Knie gelegt. Die Knie werden so dicht an das Kinn herangezogen, wie es nur geht. Dann
schaukelt man drei- bis zehnmal vor und zurück.

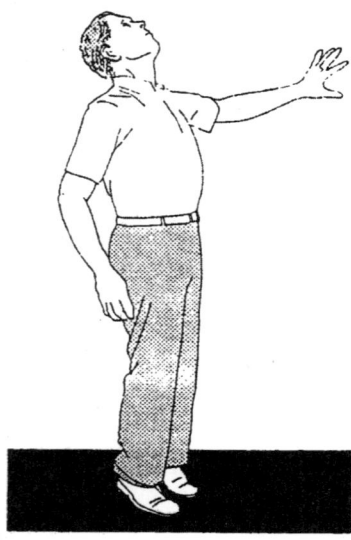

Übung 9: Bei dieser Übung sollte man einen Halt ergreifen (einen Türgriff oder eine Stuhllehne), damit man in der Balance bleibt. Dann stellt man sich so hoch wie man kann auf die Zehenspitzen. Dabei sollen Kopf und Schultern so weit wie möglich nach rückwärts gezogen werden. Man sollte diese Übung so oft es geht wiederholen.

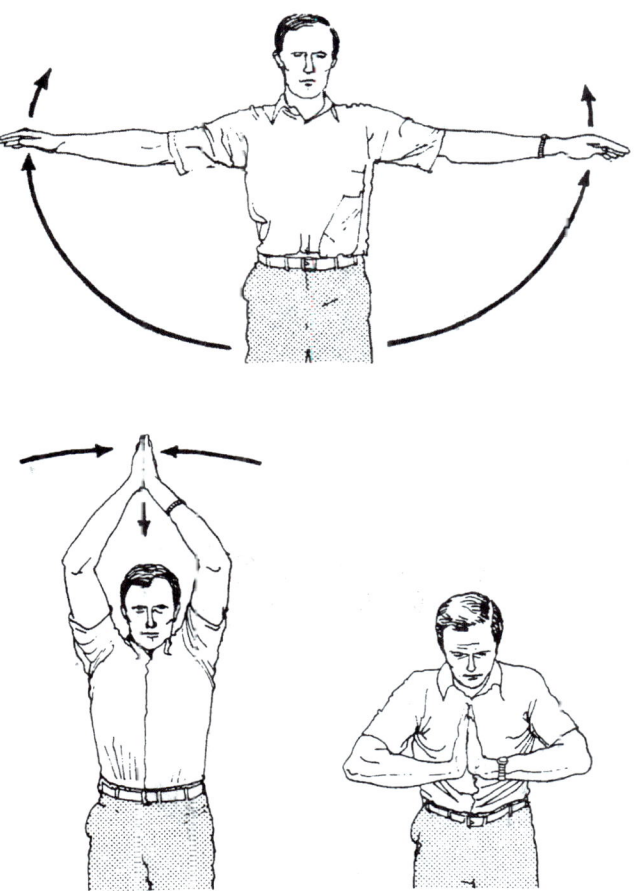

Übung 10: Man hält die Hände über den Kopf und führt die Handflächen zusammen. Wenn man die Arme hebt, sollte man tief einatmen und dann den Atem anhalten. Mit angehaltenem Atem sollten dann die Hände nach unten gezogen werden, wie man auf dem Bild sieht. Jetzt werden die Handflächen für zwei oder drei Sekunden zusammengepreßt und ausgeatmet. Nach kurzer Entspannung wird die Übung dreimal wiederholt.

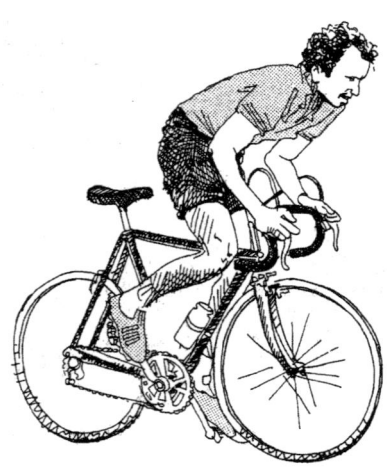

Übung 11: Vielleicht die beste Übung für die Stärkung der Muskeln des unteren Rückens und des Beckens ist das Radfahren. Man sollte es sich zur Gewohnheit machen, so oft wie möglich eine Radtour von mindestens einer Stunde zu unternehmen. Das gilt besonders für diejenigen Personen, die bereits Probleme mit ihren unteren Rückenmuskeln haben und deren Muskeln schwach ausgebildet sind. Ganz besonders gut ist es, wenn man Berge mit dem Rad erklimmt.

Übung 12: Bei dieser Übung verschränkt man die Hände hinter dem Kopf und versucht mit dem Oberkörper so weit wie möglich hochzukommen. Anfangs sollte man die Übung nur ein- oder zweimal probieren. Sollte man Schwierigkeiten bei der Ausführung haben, kann man ein dickes Kissen oder auch zwei unter den Rücken legen. Das macht es für den Anfang leichter. Findet man die Übung zu schwierig, kann man zur Erleichterung die Füße anheben. Zunächst hebt man jeweils nur einen Fuß. Ist es möglich, jeden Fuß fünf- bis zehnmal anzuheben, kann man beide Füße gleichzeitig anheben.

Die Stärkung der Bauchmuskeln vermeidet nicht nur das Auf-

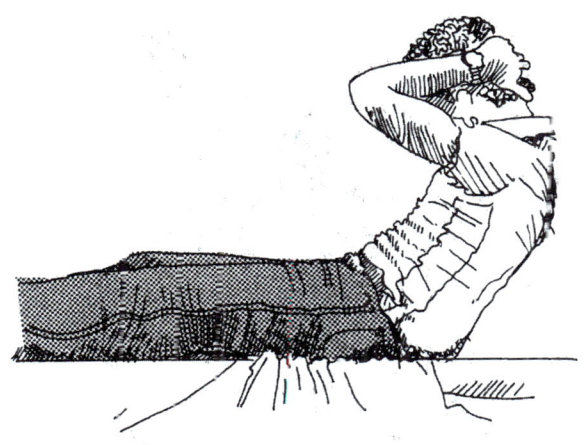

treten von Rückenleiden, denn starke Bauchmuskeln sind auch hilfreich, um die inneren Organe in ihrer richtigen Lage zu halten.

Es ist seit langer Zeit bekannt, daß die Schwäche der Bauchmuskeln eine wichtige Ursache für Rückenleiden ist. Die Bauchmuskeln bilden nämlich das Gegengewicht zu dem Zug der Rückenmuskeln. Folglich ziehen die Rückenmuskeln bei Schwäche der Bauchmuskeln die Wirbelsäule aus ihrer gebogenen Lage. Man nennt diesen Zustand »Hohlkreuz«. Dabei ist der untere Rücken stark nach vorne durchgebogen. Übergewichtige Personen oder solche, die wenig Gymnastik treiben, leiden häufiger an diesem Übel.

Übung 13: Der Zweck dieser Übung ist es, die Wirbelsäule zu strecken und sie beweglicher zu machen. Das ist eine ausgezeichnete Übung, um die Versteifun-
gen zu beheben, die am Ende
dieses Kapitels besprochen werden. Man sollte so lange wie
möglich in aufgezeigter Position
verharren.

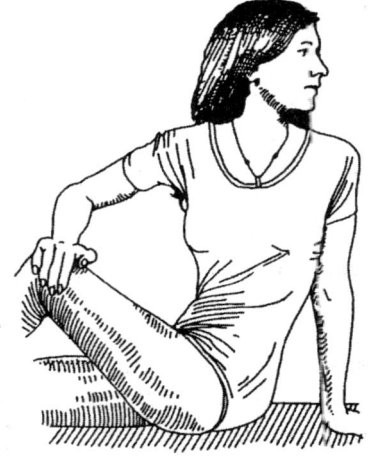

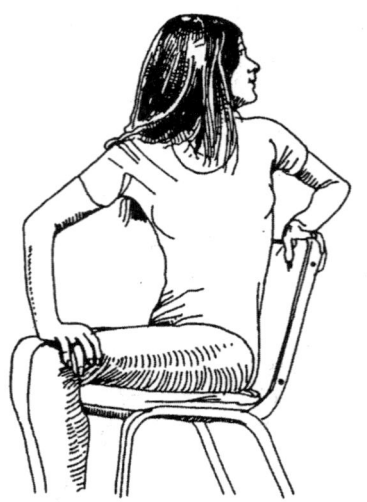

Übung 14: Diese Übung ist ähnlich der Übung 13. Es kann leichter sein, diese Übung auf einem
Stuhl durchzuführen, wie dies auf
dem Bild gezeigt wird. Auch hier sollte man, so lange es geht, in
der Stellung verharren.

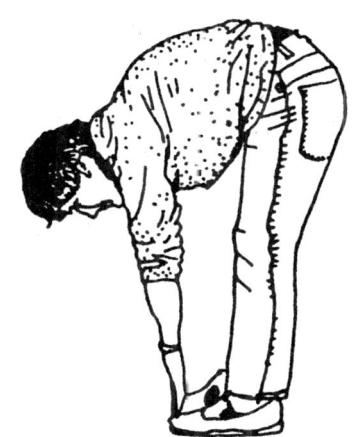

Übung 15: Die Muskeln im unteren Rücken und die Sehnen in der Kniekehle verkürzen sich allmählich und werden steif, wenn man keine vorbeugenden Maßnahmen unternimmt. Das kann Versteifungen im unteren Rücken und Schmerzen hervorrufen. Der einzige Weg, die Verkürzungen und das Steifwerden zu verhindern, ist die hier gezeigte Übung. Man muß sie in sein tägliches Gymnastikprogramm einbauen. Ehe man versucht, die Zehen zu erreichen, sollte man sich unbedingt aufwärmen. Sind die Muskeln kalt und steif, kann man sich verletzen und sich einen Hexenschuß zuziehen.

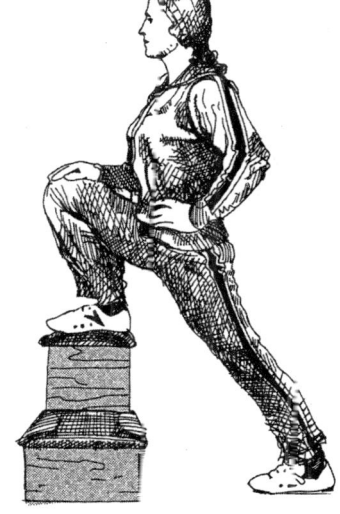

Übung 16: Ziel der Übung ist die Streckung der Bänder des Beckens, insbesondere des »Psoasmuskels«. Man muß dabei darauf achten, daß sich die Ferse nicht von der Oberfläche des Stuhles abhebt. Das Bein, das man nach hinten ausstreckt, soll so gestreckt wie möglich bleiben. Die Position ist 10 bis 15 Sekunden zu halten. Diese Übung hilft besonders bei Rückenbeschwerden oder Skoliose. Sie sollte zwei- oder dreimal am Tage wiederholt werden.

Übungen zur Stärkung der Muskeln des Fußgewölbes

Mit Hilfe des Muskeltests wurde erkannt, daß eine Schwächung der Rückenmuskeln – insbesondere der des unteren Rückens – eintritt, wenn die Muskeln des Fußgewölbes nur gering entwickelt sind und dadurch Fehlstellungen der Füße entstehen.

Das Problem der schwachen Fußgewölbemuskeln wird oftmals dadurch gelöst, daß Einlagen getragen werden. Damit erzielt man aber nur eine Teillösung. Dieses Problem kann nicht vollständig beseitigt werden, ohne täglich gymnastische Übungen zu machen, die die Muskeln des Fußgewölbes stärken.

Die besten Übungen, um die Fußgewölbemuskeln zu stärken, sind: Gehen auf den Zehen, Radfahren, wobei die Pedale mit den Fußballen getreten werden sollen, oder ein mehrmaliges Wippen auf den Zehen.

Die leichteste dieser Übungen ist das Gehen auf den Zehenspitzen. Das kann zu jeder Zeit während des Tages geschehen, ohne daß dadurch andere Aktivitäten darunter leiden. Soll das Wippen auf den Zehen erfolgreich sein, muß man es drei- bis viermal täglich machen, und das jeweils 40- bis 50mal hintereinander. Das ist natürlich sehr zeitaufwendig. Das Gehen auf den Zehenspitzen ist die praktischste und bei weitem leichteste Übung. Wenn man jeden Tag während dreier Monate so lange wie möglich auf den Zehenspitzen geht, werden die Fußgewölbe von allein stark, und man wird nicht weiter durch Plattfüße belästigt.

Schwache Fußmuskeln beschränken sich nicht nur auf Personen, die Fehlstellungen der Füße aufweisen. Die Muskeltests weisen bei vielen Menschen bis zu einem gewissen Grad schwache Fußgewölbemuskeln nach. Das kommt vielleicht daher, daß wir die meiste Zeit auf harten Oberflächen gehen und meistens ebenso steife hart besohlte Schuhe tragen. Sogar dann, wenn man denkt, man hätte gute Fußgewölbemuskeln, sollte man nicht vergessen, von Zeit zu Zeit auf den Zehenspitzen zu gehen und so oft wie möglich auf den Zehenspitzen zu wippen.

Streckung der Wirbelsäule

Weil wir fast den ganzen Tag in aufrechter Position gehen oder stehen müssen, wird unsere Wirbelsäule bis zu einem gewissen Grad zusammengedrückt. Der einzige Ausweg besteht darin, verschiedene Formen von Zugwirkungen auf die Wirbelsäule auszuüben. Das kann oftmals wundervolle Ergebnisse hervorbringen.

Der erfolgreichste Weg, den Nacken zu strecken – ohne irgendwelche teuren Ausrüstungen zu benutzen –, besteht darin, ein Handtuch aufzurollen und es unter den Nacken zu legen. Dann läßt man den Kopf über die Kante eines Bettes oder einer Bank hängen, wie in Bild 3 gezeigt wird. Das Handtuch sollte, wie Bild 4 zeigt, gefaltet werden, so daß es im aufgerollten Zustand eine weichere Lücke in der Mitte hat. Das Genick wird in diese weiche Lücke gelegt. Wenn das Handtuch unter das Genick gelegt wird, unterstützt es die Halswirbelsäule dabei, ihre natürliche, leicht gebogene Kurve wieder einzunehmen. Da der Kopf über der Kante hängt, zieht der Kopf am Nacken, und dies ruft ein gewisses Maß an Zugerscheinungen auf die Halswirbelsäule hervor. Soll diese Art von Zugerscheinung erfolgreich sein, muß man mindestens 12 Minuten lang mit dem Handtuch unter dem Nacken liegen bleiben. Man sollte diese Streckung mindestens drei oder viermal in der Woche, am besten jedoch täglich, ausführen.

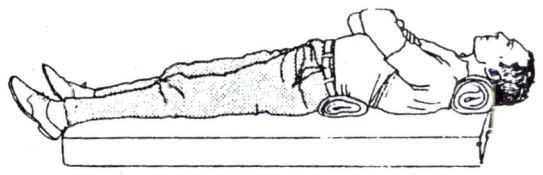

Bild 3: Streckung der Wirbelsäule

139

Wie man das Handtuch faltet:
Das Handtuch muß zunächst einmal zur Hälfte gefaltet werden, dann wird es noch einmal gefaltet. Faltet man es zum zweiten Mal, geschieht dies von beiden Seiten her. Die beiden Enden dürfen sich nicht ganz treffen, damit eine Lücke von etwa 1 cm Breite entsteht. Nun rollt man das Handtuch so dicht wie möglich auf, so daß man eine harte Rolle erzeugt. Der weiche mittlere Teil des Handtuchs ist dafür da, daß der Nacken sich hineinlegen kann. Nun wird das aufgerollte Handtuch auf die Kante eines Bettes oder einer Bank gelegt, man legt sich nieder und hängt den Kopf über die Kante (mit dem Nacken auf der Rolle). Zusätzlich kann eine weitere Rolle unter den unteren Rücken gelegt werden. Wenn man so liegt, führt die Übung dazu, daß sich die normalen Kurven der Wirbelsäule einstellen.

Damit der Nacken nicht steif wird, dreht man den Kopf alle 40 bis 50 Sekunden sehr langsam von links nach rechts.

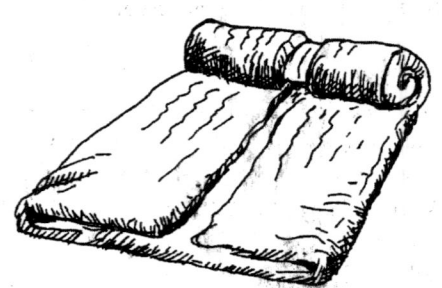

Bild 4: Falten des Handtuchs

Vergleicht man Röntgenaufnahmen der Halswirbelsäule mehrerer Menschen, stellt sich heraus, daß über 90 % oder sogar mehr eine schlechte Halswirbelsäule haben. Die normale Biegung ist ihnen verlorengegangen und durch einen ganz geraden Nacken ersetzt worden. Es kommt sogar öfters vor, daß der Nacken tatsächlich nach rückwärts gebogen ist. Die Gründe dafür sind nicht ganz klar. Eine der Hauptursachen scheint zu sein, daß man auf

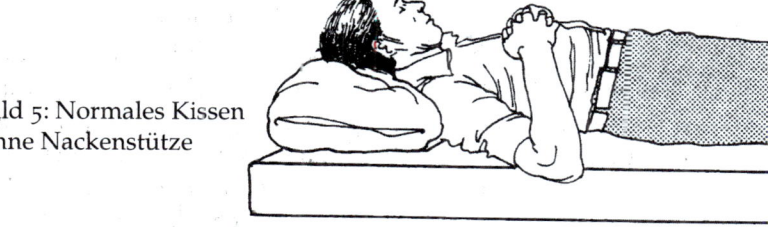

Bild 5: Normales Kissen
ohne Nackenstütze

einem Kissen schläft, das lediglich den Kopf unterstützt, aber
nicht den Nacken, wie das auf Bild 5 zu sehen ist. Wenn man in
dieser Position die ganze Nacht verweilt, muß der Nacken seine
normale Kurve früher oder später verlieren. Niemand sollte daher ein normales Kissen benutzen. Das einzige Kissen, das wirklich gut ist, ist ein orthopädisches Kissen.

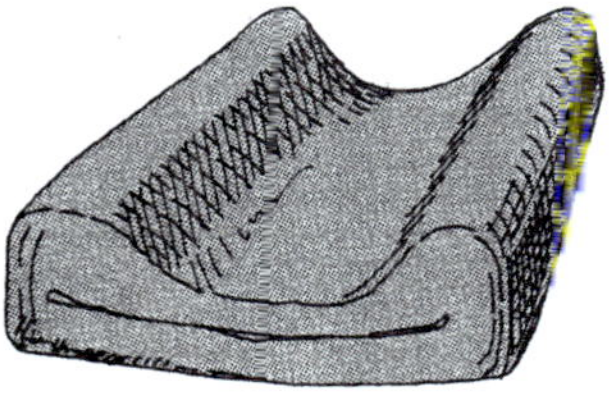

Bild 6: Orthopädisches Kissen

Dies ist die Zeichnung eines orthopädischen Kissens ohne Kis-
senbezug. Es hat hohe Kanten und einen niedrigen Trog in der
Mitte. Die hohen Kanten tragen den Nacken, während der Kopf
im Trog ruht. Das ist die einzige Art Kissen, die man benutzen
sollte. Der Nacken sollte im Schlaf immer gut unterstützt werden.

Die Brustwirbelsäule

Viele Menschen leiden an chronischen Schmerzen der Wirbelsäule zwischen den Schulterblättern. Solche Schmerzen entstehen,
wenn die Wirbel zu weit nach vorn gepreßt werden. Um die Wirbel zu veranlassen, in ihre Normallage zurückzugehen, kann

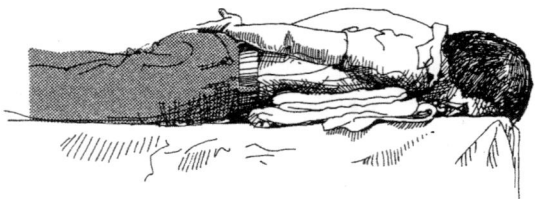

Bild 7: Entlastung
der Brustwirbel-
säule

man ein Bettuch mehrmals so falten, daß es eine sanfte Unterlage
bildet, die etwa 12 bis 15 cm dick ist. Nun legt man sich auf den
Bauch und legt das gefaltete Bettuch unter die Brust. Dabei soll
der schmerzende Teil des Rückens etwa auf dem Mittelteil des
gefalteten Tuchs liegen. In dieser Position (siehe Bild 7) sollte man
zehn Minuten liegen bleiben und etwa alle 30 Sekunden tief
atmen. Gewöhnlich ist es ausreichend, die Übung zwei- bis dreimal durchzuführen, um eine beträchtliche Erleichterung zu verspüren.

Die Wirbel werden in ihre Ursprungsposition zurückgleiten,
und der Schmerz wird der Vergangenheit angehören. Das ist
möglicherweise die beste Art, die Rückenwirbelsäule auszurichten, wenn man allein ist und niemand helfen kann.

Versteifungen

Wie in den vorhergehenden Kapiteln bereits erwähnt wurde, sind
die sogenannten Versteifungen die größten Feinde der Wirbelsäule und ihrer normalen Funktion. Wird eine Wirbelsäule unter
konstanten Streß gesetzt, weil der Atlaswirbel schiefsteht, können die Muskeln, die die Wirbel in ihrer Lage halten, sich nicht
entspannen, wie sie dies normalerweise tun würden. Sie versuchen dauernd, die gekrümmte Wirbelsäule in ihre korrekte Position zurückzuziehen. Die Muskeln werden dabei so überbeansprucht, daß sie sich absolut verkrampfen. Dadurch versteifen
die Gelenke in diesem Teil der Wirbelsäule.

Bei den fixierten Abschnitten ist die Beweglichkeit stark einge-
schränkt oder ganz zum Erliegen gekommen.

Die meisten dieser versteiften Abschnitte sind weitgehend
schmerzlos. In bestimmten Fällen werden die Muskeln im Gebiet
der Versteifung jedoch akute Schmerzen hervorrufen. Schwere
Rückenschmerzen und Schwächungen sind die Folge. Tatsächlich scheinen Verkrampfungen, also unfreiwillig dauerhafte Mus-
kelzusammenziehungen, die wichtigste Ursache von Rückenschmerzen zu sein.

Wie man Versteifungen auflöst

Hauptursache für die Versteifung ist, wie erwähnt, die Fehlstellung des Atlaswirbels. Daraus resultiert die Verkrümmung der
gesamten Wirbelsäule. Diese Fehlstellung des Atlaswirbels ist
auch der Grund dafür, daß einige Rückenmuskeln steif und verspannt werden, da sie vergeblich versuchen, den Rücken wieder
gerade auszurichten. Wie schon zuvor erklärt, wird die Schiefstel-
lung des Beckens dadurch hervorgerufen, daß einige Hauptmuskeln, die das Becken stabilisieren, schwach geworden sind. Wenn
der Körper ausbalanciert ist, etwa durch Ausrichten des Schädels,
werden diese schwachen Muskeln ihre alte Stärke wiedererlan-
gen und das Becken geradestellen. Ist das Becken auf diese Weise
wieder geradegestellt, kann man eine Entspannung des ganzen
Rückens beobachten, und einige oder alle Versteifungen verschwinden entweder sofort oder innerhalb weniger Tage. Werden
Rückenschmerzen allein auf verkrampfte Muskeln um die versteiften Bereiche der Wirbelsäule herum zurückgeführt, hören die
Rückenschmerzen nach einer Ausbalancierung sofort oder nach
ein oder zwei Tagen auf. Es kommt hierbei immer darauf an, wie
stark die Muskeln verspannt sind.

Die zweitwichtigste Ursache für solche Versteifungen ist ganz
einfach die Steifheit der Wirbelsäule aus Mangel an gymnasti-

schen Übungen. Macht man nur wenig oder gar keine Übungen für die Wirbelsäule, oder übt überhaupt keine Gymnastik aus und verbringt viel Zeit am Schreibtisch oder am Abwaschbecken, muß das Rückgrat zwangsläufig steif werden. Die Versteifurgen können sich in diesen Fällen auch dann entwickeln, wenn man ansonsten gut ausgerichtet ist. Bei einer gut ausgerichteten Wirbelsäule stellt regelmäßige Gymnastik, die das Rückgrat stärkt und streckt, den besten Weg dar, um bestehende Versteifungen abzubauen.

Manipulationen

Erst seit ein paar Jahren wird die Bedeutung einer guten Ausrichtung und der Durchführung von Wirbelsäulengymnastik richtig verstanden. Bis vor kurzem bestand die Hauptmethode der Beseitigung von Verspannungen noch in der Manipulation der Wirbelsäule.

Viele Laien meinen, daß »justieren« und »manipulieren« das gleiche bedeutet. Das kommt davon, daß die Personen, die die Manipulation ausführen, diese oft als Justierung ausgeben. Das ist aber nicht richtig. Spricht man davon, daß ein Knochen justiert wurde, heißt dies, daß der Knochen sorgsam in seine richtige Position zurückgedrückt wurde. Justieren bedeutet dasselbe wie Präzisions-Wiedereinrichten, während Manipulation gleichbedeutend mit Beweglichmachung beziehungsweise Wiederherstellung der Beweglichkeit ist.

Ein guter Manipulator weiß exakt, wie er die Wirbelsäule strecken und drehen muß, wenn ein Gelenk »verspannt« ist, damit sich die stark zusammengezogenen Muskeln entspannen und die normale Bewegungsfähigkeit hergestellt wird. Die Wirbelsäulengelenke können dabei sanft einschnappen, und die Behandlung ruft wenig oder gar keine Schmerzen hervor. Vollständige oder teilweise Schmerzbefreiung sind die Ergebnisse einer guten Manipulation. Der Arzt muß dabei fähig sein, tatsächlich auch zu erfühlen, welche Wirbelsäulengelenke begrenzte Bewegungsfähigkeit aufweisen. Leider ist die Manipulation sehr schwierig, und nur wenige Manipulatoren besitzen die notwendige Fähigkeit und das »feeling«, das notwendig ist, um die Wirbelsäule erfolgreich zu manipulieren. Um ein wirklich guter Manipulator zu sein, muß man außergewöhnlich talentiert sein. Aus diesem Grund ist es nicht verwunderlich, wenn einige Manipulatoren nicht sehr gut sind. Sie ziehen, zerren und drehen am Patienten – der keine Ahnung davon hat, was mit ihm geschieht –, bis sie jedes Gelenk der Wirbelsäule eingeknackt haben. Um ihr Unwissen zu verbergen, sagen sie etwa, nachdem es so richtig gekracht hat: »Ah, haben Sie das eben gehört? Das war die beste Justierung, die ich jemals erreicht habe!« Sie bezeichnen solche Manipulation als Justierung, und das verwirrt den Patienten immer mehr.

Ein guter Manipulator kann in vielen Fällen schnelle Schmerzfreiheit erreichen, aber er kann keine Beseitigung der Fehlstellungen des Körpers erzielen. Der Patient bleibt in vielen Fällen – unabhängig davon, wie oft er manipuliert wurde – so unausgerichtet, wie er vor der Behandlung auch schon war. Der Körper als Ganzes kann nur ausgerichtet werden, indem der Schädel und der Atlaswirbel justiert werden. Es gibt keinen anderen Weg; andere Methoden mögen den Körper gerade für eine kurze Zeit ausrichten, aber nach einer Weile wird er sich immer wieder falsch einstellen.

Bis auf den oberen Nacken eignen sich alle Teile der Wirbelsäule gut für die Manipulation. Da es ohne genaue Röntgenaufnahmen absolut unmöglich ist, genau zu sagen, in welcher Weise sich der Atlas verschoben hat, kann die Manipulation des Atlaswirbels und der anderen Wirbel im Nackenbereich sehr gefährlich sein.

Glücklicherweise ist die präzise Justierung viel leichter als die Manipulation, und wenn diese zusammen mit Gymnastik angewendet wird, kann man sehr erfolgreich alle Verspannungen beheben.

Es ist oft sehr schwierig, wirkliche Justierungen der Wirbel zu demonstrieren, nachdem die Wirbelsäule manipulativ behandelt wurde. Das trifft auch dann zu, falls eine Menge »Einschnappen« und »Krachen« während der Behandlung aufgetreten ist. In vielen Fällen zeigen Röntgenbilder, die vor und nach der Behandlung aufgenommen wurden, keine wirklichen Unterschiede. In der Vergangenheit hat dies viele Zweifel am wahren Wert der Manipulation hervorgerufen. Einige Leute haben behauptet, daß durch Manipulation in Wirklichkeit nichts geschieht und die Patienten sich nur einbilden, es hätte sich etwas gebessert, das heißt, es würde sich im wesentlichen um eine psychische Veränderung handeln.

Das gilt jedoch nicht für die präzise Justierung. Im Falle des Atlaswirbels gibt es keinen Zweifel darüber, daß eine gute Justierung tatsächlich erfolgreich bei der Beseitigung von Fehlstellungen dieses wichtigen Wirbels ist. Nach der Behandlung aufgenommene Röntgenbilder zeigen einen Atlaswirbel, der sich entweder in seiner Normalstellung oder zumindest näher zur Normalstellung befindet als vor der Justierung.

Viele Chiropraktiker teilen die Meinung, daß der einzige Wirbel der Wirbelsäule, der sich wirklich in einer Fehlstellung befinden kann, der Atlaswirbel ist. Verursacht irgendein anderer Wirbel der Wirbelsäule Schwierigkeiten, ist dies laut Meinung dieser Chiropraktiker nicht darauf zurückzuführen, daß er selbst in eine Fehlstellung gerutscht ist. Vielmehr wurde er »verspannt«, weil die Muskeln, die ihn am Platz halten sollten, steif wurden, und es ihnen unmöglich ist, sich vollkommen zu entspannen. Daher sind die sogenannten Justierungen von Wirbeln, die sich unterhalb des Atlaswirbels befinden, meistens keine wirklichen Justierungen. Es werden lediglich die Verspannungen aufgebrochen oder die normale Beweglichkeit wiederhergestellt.

Wirkliche Fehlstellungen unterhalb des Atlaswirbels kommen in der Tat kaum vor. Die meisten schmerzhaften Stellen der Wirbelsäule sind im wesentlichen Verspannungen. Aus diesem

Grund können Personen, die die oben beschriebenen gymnastischen Übungen machen, diese Verspannungen ihres Rückgrats selbst auflösen, und der Schmerz wird früher oder später zurückgehen. Das ist tatsächlich meine eigene Erfahrung.

Haltungswechsel

Haltungswechsel bedeutet, verschiedene Positionen einzunehmen, um den schädlichen Einfluß der Erdenschwere auf den Körper zu verringern. Wenn wir jeden Tag über 16 Stunden lang eine aufrechte Haltung einnehmen, beeinflußt das den Körper sehr ungünstig, wobei es keine Rolle spielt, ob wir nun stehen oder sitzen.

Gewisse Positionsänderungen sind für die normale Funktion des Körpers absolut notwendig. Daher wechseln wir auch im Schlaf unaufhörlich die Lage. Wir können nicht die ganze Nacht auf einer Seite liegend verbringen. Das Unterbewußtsein weiß, daß dies für den Körper schädlich sein kann und veranlaßt ihn, seine Position in regelmäßigen Abständen im Verhältnis zur Erdanziehung zu ändern. Auch während des Tages ändern wir dauernd unsere Lage. Denn aufgrund der ständig wirkenden Kräfte der Erdanziehung kann der Körper nicht allzulange in einer Position verharren, sonst werden die Gewebe zusammengepreßt, und das stört die normale Funktion.

Normalerweise beschränkt sich Haltungswechsel auf das Stehen, Sitzen und Liegen. Weil wir die meiste Zeit aufrecht bleiben, machen sich die daraus resultierenden zerstörerischen Auswirkungen bei vielen Menschen bemerkbar, wenn sie über 40 Jahre alt sind. Dr. R. M. Martin beschreibt in seinem Buch »Cum Gravity« (»Mit der Anziehungskraft«) einige der Veränderungen, die im Körper vor sich gehen, wenn nichts getan wird, um dem dauernden Zug der Erdanziehung entgegenzuwirken. Er schreibt:

»Die Kraft der Erdanziehung kann den Körper deformieren, erschöpfen oder sogar zerstören, wenn kein intelligenter Gebrauch vom Haltungswechsel gemacht wird.

Die Auswirkungen der Erdanziehung auf den Körper sind nicht gering. Innerhalb dieser organischen Struktur gibt es viele verschiedene Systeme, die miteinander vernetzt und alle lebenswichtig sind. Sie werden direkt oder indirekt in dem Maße von der Erdanziehung beeinflußt, wie der Mensch seine Haltungsänderungen beschränkt hat oder ein Haltungsdefizit in seinem Körper anhäuft. Diese einflußreiche Beziehung zwischen der Körperhaltung und der Erdanziehung wird vielleicht schon durch die Lage und die Anordnung spezieller Organsysteme demonstriert. So findet man beispielsweise in den Ohren halbkreisförmige Kanäle, die der Funktion einer Wasserwaage entsprechen. Es gibt sechs solcher Kanäle, jeweils drei in einem Ohr. Sie sind so angeordnet, daß sie auf jede Haltungsänderung des Körpers sofort ansprechen. Ein Teil des Wackelns, Zitterns und der Unsicherheit im Alter kann auf das Nachlassen der Gleichgewichtsfähigkeit zurückgeführt werden, das auf Jahren vernachlässigter Haltungsänderungen basiert. Als Ergebnis solcher Vernachlässigung sind die funktionalen mechanischen Zusammenhänge im ganzen Körper ›eingerostet‹ oder vermindert, und die Reaktion auf Haltungsänderungen geht verloren. Man kann derartige Haltungsverluste vermeiden, wenn man sich an den Armen ›aufhängt‹ und Dehnung hervorrufende gymnastische Übungen ausführt.

Das Gehirn ist normalerweise rund, voll und flüssig. Es füllt die Schädeldecke mit sehr wenig Hohlraum zwischen der Oberfläche des Gehirns und der Unterseite der Schädelknochen. Aber wenn das Alter fortschreitet und die Erdanziehung auf einen Körper trifft, der nur wenig Haltungsänderungen vorgenommen hat, wird das Gehirn immer flacher und nimmt eine rechteckige Form an.

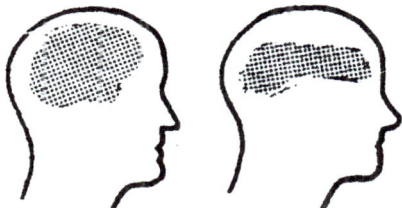

Der Hohlraum wird immer größer, das Gehirn setzt sich weiter nach unten und drückt dabei auf lebenswichtige Zellen, Arterien, Venen und Lymphbahnen. Die Formänderung des Gehirns bewirkt auch eine Zunahme des Drucks am Umfang. Dadurch hat es noch weniger Toleranz für den Zug der Erdanziehung. Daraus resultieren Gedächtnisschwund und eine Verzögerung im Reagieren auf körpereigene- und Umweltreize.

Ähnlich sind die Lungen im Brustkorb untergebracht, in dem sie normalerweise alle Hohlräume ausfüllen. Durch schlechte Haltungsgewohnheiten verliert sich die Gewebereaktion. Das Ergebnis ist eine Veränderung in Größe, Form und Gewicht des Organs. Die Lungenspitzen werden aus den oberen Kuppeln des Brustkorbs herausgezogen, und die Lungenlappen ruhen deshalb auf ihren Unterseiten. Hohlräume entwickeln sich an der Spitze dieses lebenswichtigen Organs. Lungenkrankheiten treten am häufigsten an den Lungenspitzen auf.«

Dr. Martin vermutet, daß wir mit den Übungen zum Haltungswechsel nicht nur unser Lebensalter auf das Doppelte verlängern, sondern uns auch guter Gesundheit erfreuen könnten. Wir müssen uns daher angewöhnen, regelmäßige gymnastische Übungen für den Haltungswechsel zu machen.

Die beste Art der Haltungsänderung ist natürlich die Umkehrung, die auf verschiedene Weise erreicht werden kann. Hält man sich zum Beispiel an einer Stange fest und läßt den Körper an den Armen hängen, ist dies die einfachste Form der Umkehrung. Statt daß die Wirbelsäule zusammengedrückt wird, wird sie hierbei

149

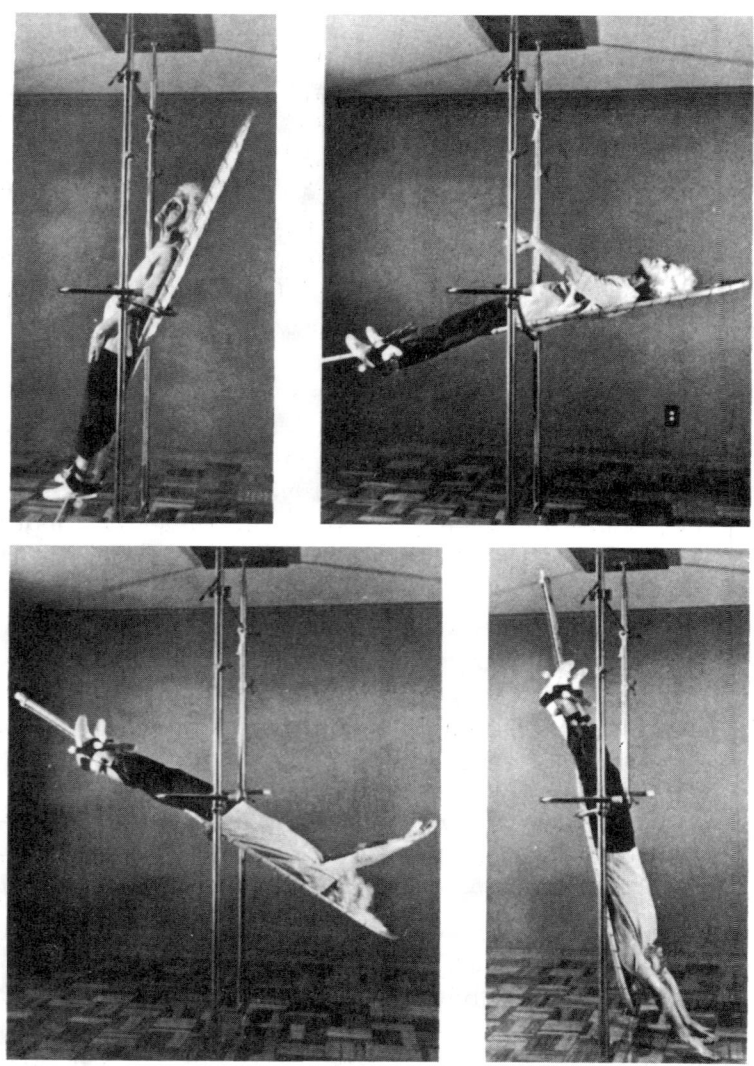

Die Aufnahmen zeigen eine 86jährige beim Gebrauch des »Schwingungsbettes« zur Überwindung der Erdanziehung.

durch den unteren Teil des Körpers auseinandergezogen. Kopf-
stand wird von den Yogis bestens empfohlen. Er scheint jedoch
viel zu anstrengend für den Nacken zu sein und kann Schaden an
der Halswirbelsäule anrichten. Ein »Aufhängen« an den Füßen
stellt die beste Art der Umkehrung dar. Wird man an den Füßen
gehalten, so daß der Körper schlaff hängt, wird der Druck von
allen Geweben genommen, und man erreicht ein Maximum der
Durchblutung im Gehirn. Die Fotos zeigen eine von Dr. Martin
konstruierte Vorrichtung zur Überwindung der Erdanziehung, in
der man umgekehrt hängen kann.

**Ein 94jähriger Arzt, der gute Haltung lehrt, ist selbst seine
beste Reklame**
Im Alter von 94 Jahren steht der berühmte orthopädische Spezialist Dr. Carles L. Lowman mit seiner eindrucksvollen Körperlän-
ge von 1,86 m perfekt aufrecht. Und er ist noch immer aktiv an
dem berühmten Orthopädischen Krankenhaus von Los Angeles,
das er gegründet hat, tätig. Er erzählt seinen Patienten nach wie
vor, wie sie sich einer ausgezeichneten Gesundheit erfreuen können, wenn sie gute Haltungsgewohnheiten annehmen.
»Ich vermute, daß 75 % der amerikanischen Kinder Haltungsschäden aufweisen«, sagt der Mann, der von der Medizinischen
Gesellschaft von Los Angeles zum Arzt des Jahrhunderts ernannt
worden ist. »Wenn sie nicht gezeigt bekommen, wie man eine
bessere Haltung einnimmt, werden sie mit Problemen aufwach-
sen, die nicht nur ihre Knochenstruktur, sondern auch ihre inneren Organe beeinflussen.« Mit seiner 50jährigen Erfahrung kann
Dr. Lowman erklären, was das Ergebnis einer schlechten Haltung
beim Sitzen und Stehen ist. »Wenn man sich gehen läßt, liegt das
Herz auf der Seite, und es muß in dieser Lage schwerer arbeiten.
Der Blutkreislauf ist bei falscher Haltung ebenfalls schlechter,
und das macht dem Herzen um so mehr zu schaffen. Haltungs-
mäßiges Sich-gehen-Lassen kann Krampfadern, Darminfektio-
nen, Nierenleiden und Nervenschmerzen hervorrufen, die zu

schmerzhaften Zuständen wie Ischias führen. Es kommt zu einer Abnutzung des ganzen Körpers und ist die Ursache dafür, daß wir schneller altern.«

Der Arzt ist eine Fundgrube für Informationen, wie man eine gute Haltung entwickelt. »Beim Laufen sollte man kräftig ausschreiten und große Schritte machen. Das wird die Gesäßmuskeln trainieren und dabei helfen, sich aufrecht zu halten. Eine ausgezeichnete Übung ist es auch, rückwärts zu gehen. Das beansprucht die Gesäßmuskeln, die vorderen Oberschenkelmuskeln und die Wadenmuskeln.

Wenn man mit dem Auto fährt, sollte man jedesmal bei Rotlicht an der Ampel für acht bis zehn Sekunden die Schultern zusammenziehen und das Gesäß anspannen. Muß man lange warten, wiederholt man die Übung zweimal.

Sitzt man in der Bahn, dem Bus oder im Flugzeug, sollte man die Arme gerade nach unten nehmen, die Hände zu Fäusten ballen und versuchen, sich ein wenig vom Sitz zu erheben. Das hilft dem Herzen und der Atmung und hilft geschwollene Beine zu vermeiden.

Eine andere gute Übung: Man sitzt aufrecht und hält eine Hand auf das entgegengesetzte Knie. Hand und Knie werden gegeneinandergedrückt und der Körper dem Knie entgegengedreht. Man macht dies mehrmals, und zwar mit der rechten Hand auf dem linken Knie und der linken Hand auf dem rechten Knie.

Einige Sportarten sind ebenfalls hilfreich. Bogenschießen ist gut. Dabei muß man den Bauch einziehen und die Brustmuskeln strecken. Rückenschwimmen ist auch gut, wobei man beide Arme zur gleichen Zeit durchziehen sollte, wenn man mit den Füßen stößt.

Radfahren ist ausgezeichnet, wenn man es korrekt macht. Die Lenkstange sollte hoch genug sein, damit man aufrecht sitzen kann. Man sollte darauf achten, die Füße gestreckt zu halten, und das Fußgewölbe auf die Pedale zu stellen.

Zunächst einmal sollte man einen bewußten Versuch zur Entwicklung einer guten Haltung machen. Dann kommen die guten Haltungsgewohnheiten von allein.«

Die Bedeutung sportlicher Betätigung

Sportliche Betätigung wie Joggen, Rennen, Radfahren oder Schwimmen hat sowohl für den Körper als auch für den Geist sehr heilsame Wirkungen. Der allerwichtigste Einzeleffekt von intensiven sportlichen Übungen beruht auf der positiven Einwirkung auf das Kreislaufsystem. Viele Forscher glauben, daß mangelnde sportliche Betätigung den wichtigster Grund für Herz- und Kreislauferkrankungen darstellt, wie Bluthochdruck, Schlaganfall und Herzattacken.

Betätigt man sich in einem genügenden Ausmaß sportlich, hat das folgende Auswirkungen auf die Blutzirkulation des Körpers:

1. Das Herz wird stärker und pumpt mit jedem Schlag mehr Blut durch den Körper.
2. Die Gesamtmenge des Blutes im Körper wird vermehrt, weil mehr Sauerstoff zu den Zellen transportiert und mehr Kohlendioxid von diesen abgeführt werden muß.
3. Die Zahl der Kapillaren (kleine Blutgefäße) wird größer, weil die Blutzufuhr zu jeder Zelle verbessert werden muß.
4. Die Blutgefäße werden elastischer.

Wenn man jegliche sportliche Betätigung einstellt, geschieht das Gegenteil. Das Herz wird schwächer, die Gesamtmenge des Blutes wird sich verringern, viele der kleinen Kapillaren werden verschwinden, und die Blutgefäße werden steif und neigen zu Verletzungen. Das heißt ganz einfach: Je mehr Sport man treibt, desto besser ist die Blutversorgung in allen Körperteilen, und je weniger Sport man treibt, desto schlechter wird die Blutversorgung in allen Körperteilen.

Der Körper wird in jeder Hinsicht besser funktionieren, wenn man intensiv Sport betreibt. Man wird aufmerksamer, das Gehirn funktioniert besser, man wird weniger schnell müde, die Verdauung und die Umwandlung der Nahrung wird verbessert, die Leber, die Nieren, die Lungen und andere Organe funktionieren einfach besser. Das Risiko, es könnte sich eine Herzstörung entwickeln, wird verringert. Der Körper verlangt nach sportlicher Betätigung und harter Arbeit. Entwickelt man zu wenig Aktivitäten, wird sich der Körper bald auf diesen neuen Zustand einstellen und weniger effizient werden.

Wie man sich physisch fit hält

Alle Autoren von Gesundheitsbüchern stimmen darin überein, daß man bis ins hohe Alter gesund und »auf Draht« bleibt, wenn man sich genügend sportlich betätigt. In der Tat verjüngt Sport den Körper und schiebt den Prozeß des Alterns hinaus. Forscher in England haben herausgefunden, daß Leistungssport die Produktion der Hormone anregt, die die nachfolgend aufgeführten Wirkungen auf den Körper haben:

1. Sie bringen die Cholesterin-Ablagerungen in den Arterien zum Verschwinden.
2. Sie lösen arthritische Ablagerungen und Kalkablagerungen auf.
3. Sie schmelzen die Fettdepots ein.
4. Sie helfen, das Gewebe zusammenzuziehen und dadurch zu stärken.
5. Sie haben einen verjüngenden Effekt auf das Gewebe.

Mit anderen Worten: Diese Hormone machen uns startbereit. Die Hormone, die den verjüngenden und leistungssteigernden Einfluß auf unseren Körper aufweisen, werden nach Meinung der englischen Forscher erst dann von den entsprechenden Drüsen produziert, nachdem man mindestens zehn Minuten intensiv Sport getrieben hat. Demzufolge werden diese Hormone nicht in genügender Menge produziert, wenn man niemals mehr als zehn Minuten Sport treibt. Das erklärt ihrer Ansicht nach, warum Menschen, die viel Sport treiben, an Gewicht verlieren und dabei fit werden, während diejenigen, die das nicht tun, sehr oft unter Gewichtszunahme leiden und an Fitneß verlieren.

Körperaktivitäten, die also keine ständigen Kräfteanspannungen über eine längere Zeitperiode erfordern, sind zwar für den Körper gesund, können aber die Fitneß und das Regenerationsvermögen nicht steigern.

Gehen ist zum Beispiel ein ausgezeichneter Freiluftsport, den man jedem sehr empfehlen kann. Aber man muß schon täglich eine lange Zeit in schnellem Schrittempo gehen, um wirklich fit zu werden. Das gleiche gilt für die meisten Arten von Arbeit. Viele Menschen behaupten, sie würden im Laufe des Tages bei ihrer Arbeit schon genügend Gymnastik machen. Das trifft möglicherweise auf Grabenarbeiter oder Holzfäller zu. Die Arbeiten aber, die die meister. Menschen ausführen, beanspruchen die Muskeln nicht genügend, um sie fit zu halten. Um sich jung und fit zu halten, sollte man so oft wie möglich joggen und so viel Zeit wie möglich mit anderen Sportarten verbringen, damit sich eine gute Gesundheit einstellt und auch erhalten bleibt.

8. »Osteoarthritis«

Die verborgene Epidemie

Wie bereits im Kapitel 6 erwähnt, bezeichnet man als »Osteoarthritis« oder degenerative Arthrose Veränderungen, die in der Wirbelsäule vor sich gehen, wenn man älter wird.

Diese Veränderungen bestehen in der Regel darin, daß die Bandscheiben dünner werden oder sich abnutzen, im Auftreten von Knochendornen und -spornen an den Kanten der Wirbel, Änderungen in der Form der Wirbel und schließlich dem Zusammenwachsen von Wirbeln.

Bisher wurde diese Form von Veränderungen als ein normaler Alterungsprozeß angesehen, an dem sich nichts ändern läßt. Nun ist es jedoch offensichtlich, daß dies nicht der Fall ist.

Die degenerativen Veränderungen sind nur in den Teilen der Wirbelsäule anzutreffen, die schwach sind oder aber chronisch in Fehlstellungen verharren. Diejenigen Teile, die stark und gut ausgerichtet sind, verbleiben nahezu unbegrenzt ohne Schäden.

Das kommt daher, daß die degenerativen Veränderungen der Wirbelsäule keine echte Form von Arthritis sind. Hier liegen degenerative Veränderungen vor, die in den Gelenken der Wirbelsäule anzutreffen sind, wenn diese Gelenke über viele Jahre dem außergewöhnlichen Streß ausgesetzt sind, der durch anhaltende Fehlstellungen des Rückgrats entsteht.

Von degenerativen Veränderungen hervorgerufene Symptome

Manchmal können die Veränderungen, die durch die Osteoarthritis hervorgerufen werden, eine Menge Schmerzen und Leiden zur Folge haben. Bei degenerativen Veränderungen der Wirbelsäule können Grate oder vergrößerte Knochen auf die Nervenwurzeln drücken, wenn diese aus den Hohlräumen zwischen den Wirbeln herauskommen. Das verursacht Schmerzen oder andere Symptome wie Schwäche, Gefühle der Taubheit oder Kribbeln. Diese Symptome trifft man gemeinhin in den Armen an. Wenn der Schmerz unerträglich wird, kann eine Operation notwendig werden, bei der der Teil des Knochens entfernt wird, der auf den Nerv drückt. Das ist jedoch die Ausnahme und nicht die Regel.

In vielen Fällen rufen degenerative Veränderungen wenig oder gar keine Schmerzen in dem Bereich hervor, in dem sie entstehen. Gewöhnlich ist eine Versteifung des Rückgrats das Hauptsymptom. Bei einer fortgeschrittenen degenerativen Arthrose kann die Wirbelsäule überhaupt nur schwer bewegt werden. Das ist einer der Gründe, warum ältere Leute so steif werden. Da die Steifheit ihrerseits wieder zur Vermeidung von Bewegungen führt, können zusätzlich zu chronischen Beschwerden noch Symptome auftreten, die auf Bewegungsmangel zurückzuführen sind.

Die wichtigsten Symptome werden von dem Druck der sich verdickenden verformten Knochen auf die Nerven hervorgerufen. Wirkt dieser Druck störend auf die normale Übertragung der Nervenimpulse ein, werden Fehlfunktionen in den Teilen des Körpers verursacht, die von diesen Nerven versorgt werden.

Die Ursachen der Osteoarthritis

Die bei weitem wichtigste Ursache der Osteoarthritis stellt die chronische Fehlstellung des Beckens dar. Weist nämlich das Bekken Fehlstellungen auf, kommt die gesamte Wirbelsäule aus dem Gleichgewicht. Das führt zu ungleichem Zug auf die Gelenke der Wirbel. Diese beginnen dann Anzeichen von Verschleiß zu zeigen. Solange die Gelenke jedoch keinen unnormalen Spannun-

gen unterworfen sind, kann das nicht passieren. Die Gelenke bleiben beinahe unbegrenzt gesund und unbeschädigt.

Der andere Faktor, der eine Osteoarthritis hervorruft, ist die
Schwäche der Wirbelsäulenmuskeln. Solange diese Muskeln
stark sind, werden sie die Wirbel fest in ihrer Lage halten und
werden die meisten Stöße abfangen, wenn man sich bewegt.
Wenn die Wirbelsäulenmuskeln hingegen schwach werden, kommen die Wirbel aus der Normalstellung und üben dabei ungleich-
mäßigen Zug auf die Gelenke des Rückgrats aus. Schließlich werden degenerative Veränderungen auch dann auftreten, wenn das
Becken in seiner Normalstellung bleibt.

Die Verhinderung der Osteoarthritis

Will man im Alter weder steif noch Invalide werden, muß man
sichergehen, daß man zu keiner Zeit Fehlstellungen aufweist.
Weiterhin sollte man ein Programm von täglichen gymnastischen
Übungen entwickeln, das die Wirbelsäulenmuskeln stärkt, wie
das im vorhergehenden Kapitel erklärt wurde.

Man sollte zudem niemals die Hoffnung aufgeben, selbst wenn
man bereits Anzeichen von degenerativen Veränderungen in der
Wirbelsäule bemerkt. Sie werden sich normalerweise bessern
und ohne Symptome bleiben, wenn man es schafft, Fehlstellungen zu entgehen, und das Rückgrat mit einigen Dehnungsübun-
gen, die ebenfalls im vorhergehenden Kapitel beschrieben worden sind vom Druck zu befreien.

Auf den folgenden Seiten wird eine Anzahl Röntgenaufnahmen gezeigt, die einen besseren Eindruck vermitteln, wie degenerative Veränderungen aussehen. Bis auf eine Aufnahme wurden alle Röntgenaufnahmen aus dem Nacken- und Halsbereich
aufgenommen. Der Grund dafür ist, daß »arthritische Entartun-
gen« häufiger in der Halswirbelsäule als in anderen Teilen der
Wirbelsäule auftreten. Alle Nerven, die vom Gehirn kommen, ge-

hen durch den Nervenkanal der Halswirbelsäule. Daher können degenerative Veränderungen in diesem Bereich störend auf die normalen Funktionen in jedem Körperteil einwirken.

Zusammenfassung

Degenerative Veränderungen der Gelenke sind nur schwer rückgängig zu machen. Man sollte deshalb alles mögliche tun, um diese durch Gymnastik und Ausjustierung zu vermeiden.

Haben solche Verschleißerscheinungen schon begonnen, können sie durch Gymnastik, die den Rücken stärkt, und durch die Entlastung der Wirbelsäule am weiteren Fortschreiten gehindert werden. Es ist ebenfalls hilfreich, wenn man Vitamine und Heilkräuter, wie Alfalfa und Schwarzwurz (Beinwurz) zu sich nimmt.

Degenerative Veränderungen des Rückgrats kürzen zweifellos das Leben der meisten Menschen um mindestens 20 bis 30 Jahre ab. Obwohl die meisten Laien noch nie etwas von »Osteoarthritis« gehört haben, ist dies das am häufigsten auftretende Gesundheitsproblem der Menschheit. Es bewirkt indirekt mehr Schmerzen und Leid als etwa Krebs und Herzbeschwerden zusammen.

Der Hauptgrund, weshalb so wenig über »Osteoarthritis« bekannt wurde, lag in der Annahme, man könne nichts tun, um sie zu vermeiden. Nunmehr ist klar, daß der »Osteoarthritis« vorgebeugt werden kann, indem man den Schädel und den Atlas justiert und die Rückenmuskeln durch Gymnastik – wie sie in dem vorhergehenden Kapitel beschrieben wurde – stärkt.

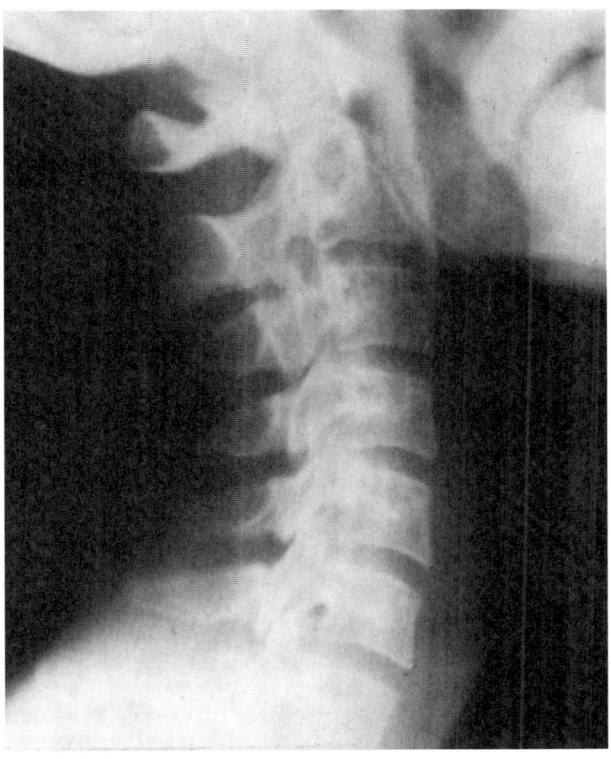

Ehe wir uns die Röntgenbilder von Wirbelsäulen ansehen, die sich »arthritisch« verändert haben, wollen wir uns eine gesunde Wirbelsäule ansehen. Die Halswirbelsäule, die auf diesem Röntgenbild zu sehen ist, ist so ideal wie nur irgend möglich. Die Bandscheiben sind dick und gesund, von gleicher Stärke und vorne und hinten gleich breit. Die einzelnen Wirbelkörper sind alle von gleicher Form und haben beinahe gleiche Größe. Die Vorwärtskurve (Lordotische Kurve) ist ausgezeichnet. Man beachte, wie gleichmäßig sie ist. Das zeigt, daß die Muskeln der Wirbelsäule stark sind. Unglücklicherweise weist nur eine Minderheit der Bevölkerung eine so gute Halswirbelsäule wie diese auf. Gut über 90 % haben einen schwachen Nacken, der einen Verlust der Normalkurve aufweist.

161

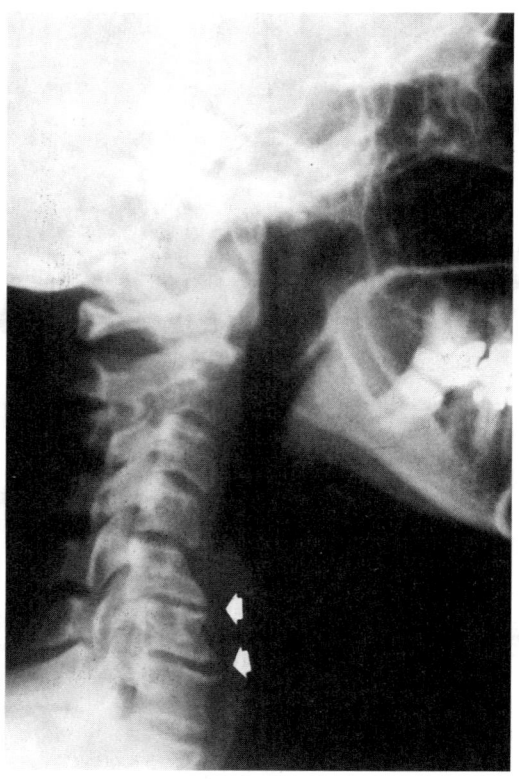

Der Nacken dieser Patientin zeigt eine Umkehr der normalen Kurve der
Halswirbelsäule. Das ist auf schwache Nackenmuskeln zurückzuführen. Aus diesem Grund sind die Gelenke im unteren Nackenbereich
schwer geschädigt. Der linke Arm dieser Patientin war so geschwacht,
daß sie ihn nicht auf Schulterhöhe anheben konnte. Nach sechs Monaten
Gymnastik, die hauptsächlich auf eine Stärkung der Nackenmuskeln
gerichtet war, gewannen die Muskeln des linken Armes und der Schulter ihre alte Stärke wieder, weil der Druck auf die Nerven der Wirbelsäule nachgelassen hatte. Außerdem wurde zu Hause die Streckmethode
mit dem Handtuch angewendet. Die Patientin war zu der Zeit, zu der
die Röntgenaufnahme gemacht wurde, 51 Jahre alt.

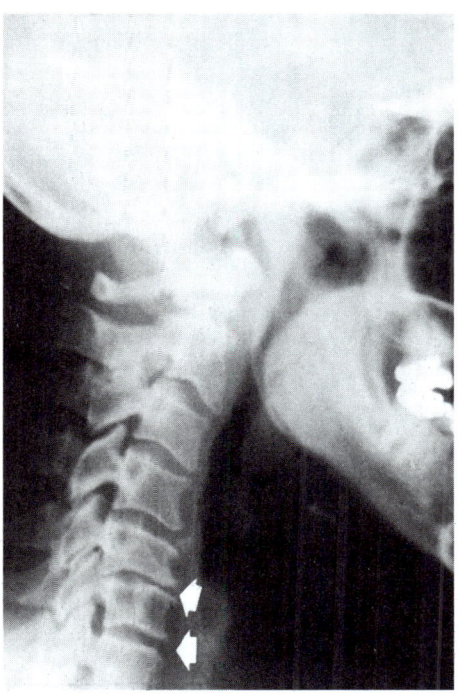

Der Nacken dieses Patienten zeigt die Umkehrung der normalen Hals-
wirbelkurve aufgrund einer Schwäche der Nackenmuskeln. Dabei ist
die Wirbelsäule ernstlich geschädigt. Der Patient klagte über tägliche
Migräne. Diese hörte schlagartig auf, nachdem er justiert wurde und
begann, Gymnastik zu treiben, um seine Nackenmuskeln zu stärken. Im
Falle dieses Patienten war die Methode, ein aufgerolltes Handtuch zur
Streckung des Nackens zu benutzen, besonders hilfreich. Der Patient
war zur Zeit der Röntgenbildaufnahme 55 Jahre alt.
Wenn infolge der »Osteoarthritis« Sporen an den Wirbeln auf die Nerven
der Wirbelsäule drücken, kann dies zu gänzlich unerwarteten Symptomen führen: Die Streckung des Nackens, bei der ein aufgerolltes Handtuch benutzt wird, hat sich auch bei solchen Symptomen wie Angina
pectoris, blitzartigen Schmerzen in Nacken, Schultern oder Brustraum,
bei Taubheitsgefühlen und Kribbeln bewährt.

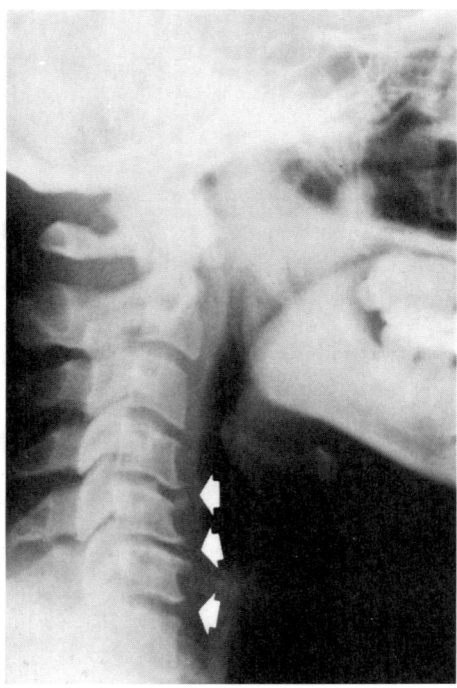

Man muß nicht unbedingt alt sein, um Abnutzungserscheinungen der Wirbelsäule aufzuweisen. Dieser Patient war erst 36 Jahre alt und zeigt doch alle klassischen Alterserscheinungen der degenerativen Arthrose. Sporenbildung, Abflachungen und Ausbreitung der Wirbelkörper sowie Ausdünnung der Bandscheiben. Er war ein sehr athletischer Mensch, der sich für Sportarten wie Skifahren und Tennis begeisterte. Wenn man intensiv Sport betreibt, während man falsch ausgerichtet ist, kann man sich ganz leicht in jungen Jahren die Wirbelsäule ruinieren. Im Gegensatz zu dem, was man üblicherweise erwartet, haben Athleten sehr oft die schlechtesten Wirbelsäulen, und die Halswirbel sind oft in der falschen Richtung durchgebogen. Das liegt daran, daß die meisten Gymnastikprogramme schlecht entworfen sind und die Muskeln der Wirbelsäule nicht in dem gleichen Maße entwickeln wie die übrigen Muskeln.

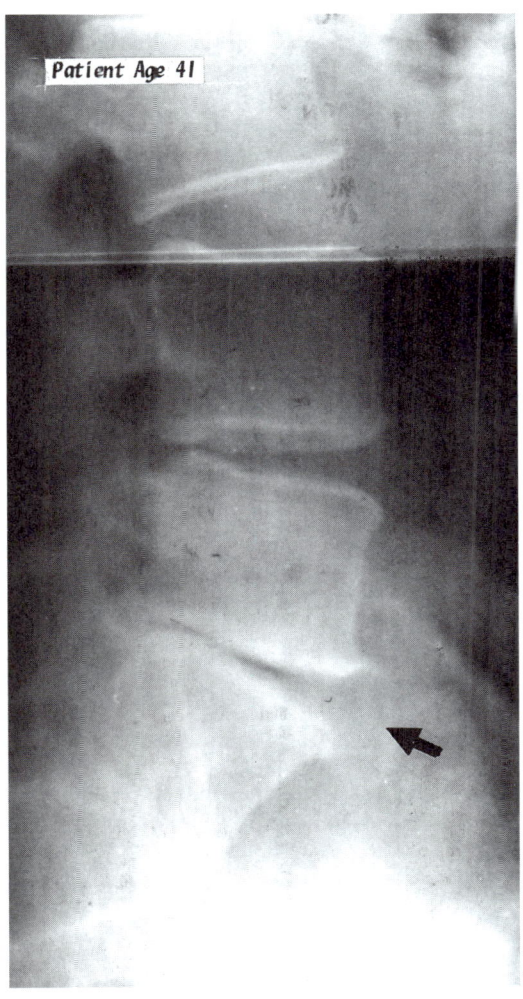

Patient Age 41

Dieses Bild zeigt eine sehr abgenutzte fünfte Lendenwirbelbandscheibe. Das Alter des Patienten betrug nur 41 Jahre. Das Röntgenbild ist typisch für einen Athleten, der seinen Körper stark unter Druck setzt und dessen Becken eine Fehlstellung aufweist.

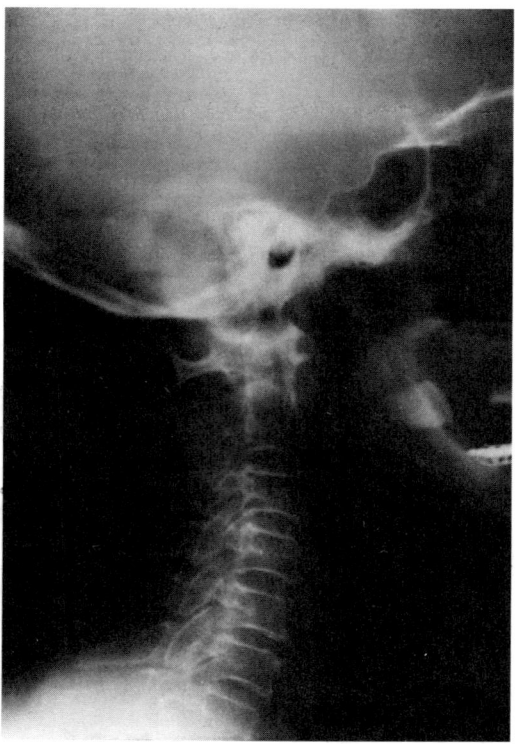

Diese Patientin war bei der Röntgenaufnahme 76 Jahre alt. Abgesehen von leichten degenerativen Veränderungen an der vierten Bandscheibe der Halswirbelsäule, wurde ihr Rückgrat für so gut befunden wie das einer Zwanzigjährigen. Das liegt an ihren starken Wirbelsäulenmuskeln. Konsequenterweise wurde ein guter Vorwärtsschwung in der »lordotischen Nackenkurve« angetroffen. Sie behauptete, daß sie in ihrem ganzen Leben nie Rückenbeschwerden gehabt habe. Als man sie untersuchte, war ihr Becken in keiner Fehlstellung. Das ist der Hauptgrund, weshalb keine Degenerationserscheinungen vorhanden sind. Dieses Röntgenbild beweist wie viele andere, daß sich das Rückgrat nicht krankhaft verändern muß, wenn wir älter werden. Es wird lediglich dann beschädigt, wenn wir nicht verstehen, es richtig zu pflegen.

9. Darmparasiten und Hefepilze

Die Unwirksamkeit der modernen Methoden zur Feststellung von Darmparasiten – Würmern, Candida (Hefeverpilzung) und Darmflagellanten – ist einer der wichtigsten Gründe für unser Unvermögen, mit vielen allgemeinen Gesundheitsproblemen umzugehen. Unglücklicherweise sind die Labortests, mit denen man für gewöhnlich die Anwesenheit von Darmparasiten feststellt, so ungenau, daß sie den Arzt eher täuschen, als ihm bei der Diagnose zu helfen. Somit wurde der medizinische Betrieb auf eine falsche Spur geführt, weil man glaubte, parasitärer Befall wäre selten und spiele bei der Entstehung von Krankheiten eine untergeordnete Rolle.

Seitdem man aber begonnen hat, den Muskeltest zu benutzen, versteht man erst, welch ungeheures Problem die Darmparasiten darstellen. Der Muskeltest ist nicht nur genauer als die Tests der Standardmedizin, er ist auch leichter durchzuführen. Es ist nun nicht mehr länger notwendig, mehrere Tage auf die Ergebnisse der Labortests zu warten. Der Muskeltest ermöglicht es, innerhalb von Sekunden festzustellen, ob eine Person Parasiten hat oder nicht.

Mit Hilfe dieser neuen Untersuchungsmethode hat man herausgefunden, daß beinahe 90 % der untersuchten Personen Zeichen von Parasitenbefall auswiesen.

Das Ileocaecal-Syndrom, das heißt, die geöffnete Klappe zwischen Dick- und Dünndarm, ist eines der Hauptprobleme, das von Parasiten verursacht wird. Diese Klappe ist am Ende des Dünndarms angeordnet (siehe Zeichnung). Sie hat die Aufgabe, den Rückfluß von hochgiftigen Stoffen vom Dickdarm her zu verhindern. Wenn sie ihre Aufgabe nicht erfüllt, ergießt sich ein wahrer Strom von Gift in den Körper.

Bis vor ein paar Jahren hat niemand vermutet, daß die Klappe zwischen Dick- und Dünndarm nicht funktionieren könne, das heißt, daß sie sich überhaupt nicht oder nur teilweise schließt. Das einzige bekannte Anzeichen dafür, daß diese Klappe bei einigen Menschen mit Darmproblemen nicht funktioniert, waren Ergebnisse, die aus Einläufen mit Barium gewonnen wurden. Auf den Röntgenaufnahmen solcher Patienten war es möglich festzustellen, daß das Barium nicht an der Klappe aufgehalten wurde, sondern tief in den Dünndarm eindrang. Die Zahl der Patienten, die auf diese Weise untersucht wurden, war jedoch sehr gering. Es war kein einfacher, schneller Weg, auf dem man eine große Anzahl von Menschen untersuchen konnte. Es gab deshalb auch keinen Grund zu vermuten, daß eine schlecht funktionierende Klappe zwischen Dick- und Dünndarm ein allgemeines Problem sein könne.

Bei etwa der Hälfte der mit dem Muskeltest untersuchten Patienten jedoch funktionierte die Klappe nie normal, sondern stand die ganze Zeit offen. Das kann ein sehr ernsthaftes Problem sein und ist sehr oft der Hauptgrund für allgemeine Beschwerden, wie Kopf- und Rückenschmerzen, Hautprobleme oder Erschöpfung.

Der Verdauungsapparat

Diese kurze Beschreibung des Verdauungskanales wurde hier eingefügt, damit der Leser ein besseres Verständnis für die Funktion und die Wichtigkeit der Klappe zwischen Dick- und Dünndarm aufbringt. Nachdem man die Nahrung gekaut hat, erreicht diese über die Speiseröhre den Magen. Im Magen wird verhältnismäßig wenig verdaut. Die Hauptfunktion dieses Organs ist es, eine Art Vorratskammer zu bilden, von der aus die Nahrung langsam in den Dünndarm abgegeben wird. Die Hauptverdauungsarbeit wird im Dünndarm geleistet. Hier wirken auf die Nahrungsmittel die Enzyme der Bauchspeicheldrüse ein und auch solche von winzigen Drüsen, die in den Darmwandungen sitzen.

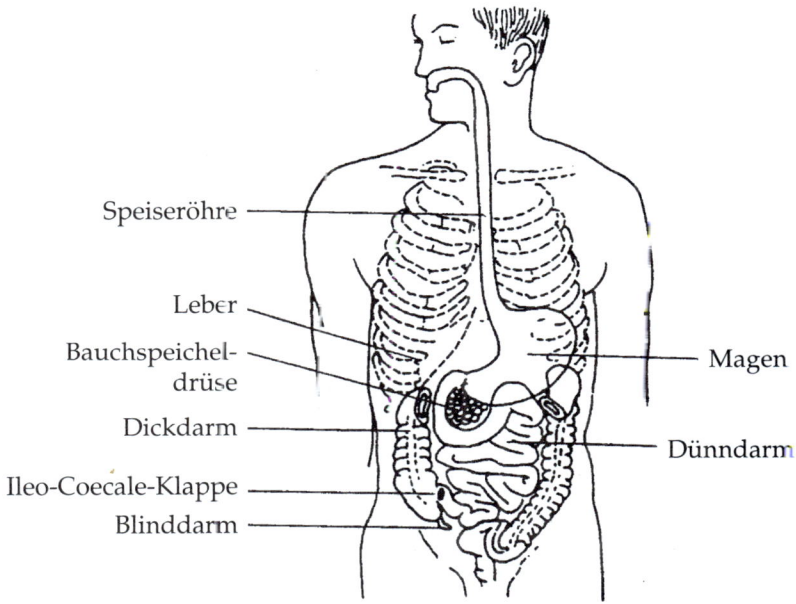

Speiseröhre

Leber

Bauchspeichel-
drüse

Dickdarm

Ileo-Coecale-Klappe

Blinddarm

Magen

Dünndarm

Bild 1: Diagramm des Verdauungstrakts

Diese Enzyme zerlegen die Nahrung in die chemischen Grund-
komponenten, welche dann die Dünndarmwände durchdringen
und damit direkt in den Blutkreislauf gelangen.

Die Gesamtlänge des Dünndarms beträgt etwa sechs Meter. Er
ist in drei Teile unterteilt. Den letzten Teil nennt man das »Ileum«.
Die »Ileo-caecale Klappe« sitzt am Ende des »Ileums« an dem
Punkt, wo der Dünndarm in den Dickdarm mündet. Der erste
Teil des Dickdarms wird das »Caecum« genannt. Daher kommt
der Name »Ileo-caecale Klappe«.

Wenn eine gewisse Menge restlos verdauter Nahrung am Ende
des Ileums gesammelt ist, öffnet sich die Klappe, und die Restnahrung wird in das Caecum gedrückt. Ist die Restnahrung
durch diese Passage hindurch, schließt sich die Klappe wieder
ganz dicht. Auf diese Art und Weise soll die gärende Fäkalmasse

169

daran gehindert werden, wieder zurück in das »Ileum« zu gelangen. Die Darmwandungen des Dickdarms sind in einer so bemerkenswerten Weise ausgebildet, daß sie für die Gifte, die der Dickdarm beherbergt, undurchdringlich sind. Diese Gifte können – Verletzungen ausgeschlossen – nur dann in den Blutkreislauf gelangen, wenn es ihnen irgendwie gelingt, zurück in das »Ileum« zu gelangen. Bleibt die Klappe zwischen Dick- und Dünndarm geschlossen, ist dies unmöglich; nichts kann dann vom Dickdarm in den Dünndarm zurückfließen.

Mögliche Gründe für eine offene Klappe zwischen Dick- und Dünndarm

Die Gründe, weshalb diese Klappe bei einigen Menschen offen bleibt, sind unklar. Wir werden wahrscheinlich nie ganz verstehen, was da geschieht. Es gibt jedoch keinen Zweifel daran, daß einer der Gründe ein Energieungleichgewicht ist. Das muß so sein, weil man die Klappe anregen kann, wieder normal zu funktionieren. Dazu wird das Energiegleichgewicht durch Berühren und Reiben der Akupunkturpunkte – wie am Ende des Kapitels gezeigt wird – wiederhergestellt. Es ist ein Geheimnis, wie diese Akupressurbehandlung die Energie ausgleicht und die Klappe veranlaßt, sich normal zu verhalten. Gleichfalls wird es ein Geheimnis bleiben, wie die Chinesen herausbekommen haben, was getan werden muß. Leicht demonstriert werden kann hingegen, wie sich direkt nach der Akupressurbehandlung die geöffnete Klappe schließt und wieder normal funktioniert. Wie üblich, ist das Ergebnis einer Akupressurtechnik immer positiv. Wenn das nicht so wäre, hätten die chinesischen Ärzte niemals die Garantie für die Gesundheit ihrer Patienten übernehmen können, wie sie es tatsächlich getan haben.

Eine weitere Möglichkeit für eine geöffnete Klappe besteht darin, daß im Falle des Parasitenbefalls diese die Klappe veranlassen, offen zu bleiben. Es ist schwierig zu verstehen, wie die Parasiten das Offenbleiben der Klappe veranlassen können. Trotzdem hat man herausgefunden, daß fast jede Person, die eine offene Klappe zwischen Dick- und Dünndarm hat, zusätzlich Zeichen leichter Reizung oder Entzündung des ganzen Bauchraumes aufweist. Diese Reizung wird vermutlich durch die Parasiten verursacht, weil sie sofort verschwindet, wenn die Patienten Kräuter einnehmen, die die Parasiten töten. Auch wenn die Akupressurmethode für die Schließung der Klappe nicht angewandt wird, schließt sich die Klappe zwischen Dick- und Dünndarm stets, nachdem die Parasiten beseitigt worden sind.

Wie man die offene Klappe zwischen Dick- und Dünndarm schließt

Das kann eine Sache von Sekunden sein:

1. Man muß nur den ersten Punkt des Milzmeridians reiben (Milz 1). Dieser Punkt liegt auf der Innenseite des großen Zehs, nahe des Nagels. (Punkt an beiden Füßen reiben!)

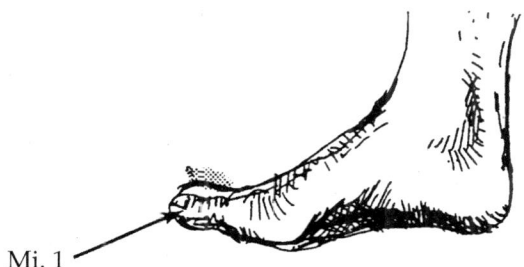

Mi. 1

171

2. Der dritte Punkt auf dem Dickdarm-Meridian muß gerieben werden. (Dickdarm 3). Dieser Punkt liegt genau unter dem Knöchel des Zeigefingers. (An beiden Händen nacheinander reiben!)

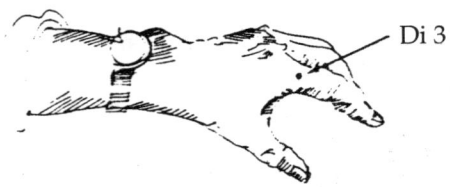

Di 3

3. Berühren (nicht reiben) des 58. Punktes auf dem Blasenmeridian (Blase 58), und zwar an beiden Beinen gleichzeitig. Dieser Punkt liegt an der Außenseite des Unterschenkels, etwa auf ⅔ der Länge zwischen Knie und Knöchel. Man muß dabei die Hände gerade an beiden Außenseiten der Waden herunterhalten. Die Finger müssen zusammenliegen, dürfen also nicht gespreizt sein. Die Fingerspitzen sollen etwa 5 cm über den Fußknöcheln sein.

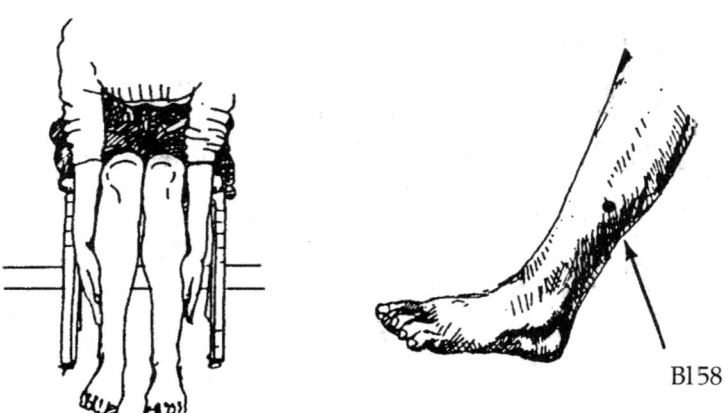

Bl 58

4. Berühren (nicht reiben) des 58. Punktes auf dem Blasenmeridian am linken Bein und zur gleichen Zeit berühren (nicht
reiben) des Punktes 7 auf dem Nierenmeridian (Niere 7) am
rechten Bein. Der Punkt liegt hinter und unter dem Knöchel,
auf der Innenseite des Fußes.

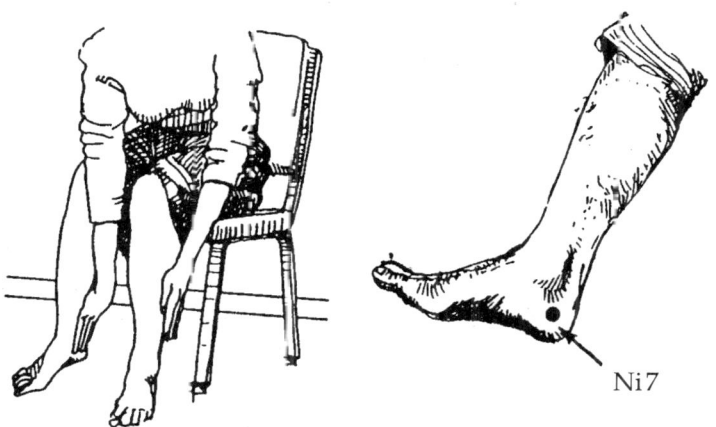

Ni 7

Die oben gezeigte Akupressur kann entweder vom Patienten
selbst oder von einer anderen Person ausgeführt werden. Wie
üblich in der Akupunktur ist das Ergebnis stets positiv. Werden
die oben angeführten Punkte behandelt, korrigiert sich sofort die
Klappe zwischen Dick- und Dünndarm. Das zeigt, daß bei richti-
gem Gebrauch der Akupunkturpunkte die Behandlung den ge-
wünschten Erfolg bringt. Wenn dem nicht so wäre, hätten die
chinesischen Ärzte nicht so erfolgreich arbeiten können.

Wie man Darmparasiten bekämpft

Parasiten sind so weit verbreitet, daß ein erneuter Befall nur verhindert werden kann, wenn man regelmäßig Mittel dagegen einnimmt. Pharmazeutische Produkte sind sehr wirkungsvoll. Sie können aber bei Dauereinnahme möglicherweise Nebenwirkungen zeigen. Bei der Verwendung von Heilkräutern treten solche Probleme nicht auf. Am besten haben sich Knoblauch, schwarzes Walnußpulver und eine Kräuterkombination, die Kürbissamen enthält, bewährt. Es müssen jedoch erhebliche Mengen eingenommen werden, um eine befriedigende Wirkung zu erzielen. Werden weniger als vier oder fünf Kapseln zur gleichen Zeit eingenommen, kann es sein, daß die Parasiten davon nicht beeindruckt werden. Man sollte zusammen vier oder fünf Kapseln Knoblauch und schwarzes Walnußpulver nehmen. Die Kräuterkombination, die Kürbissamen enthält, kann auch allein eingenommen werden, aber dann mindestens vier Kapseln auf einmal. Vor dem Mittagessen ist die beste Zeit, diese Kapseln zu schlukken.

Mit homöopathischen Mitteln kann man Parasiten ebenso beseitigen. Sie sind sehr nützlich bei Patienten, die keine Kräuter vertragen. Spezielle Präparate, die entfettetes Mandelmehl, Feigenpulver und andere Zutaten enthalten, kann man für kleine Kinder und für Heranwachsende verwenden.

Die obigen Mittel sollten zunächst im ersten Monat täglich eingenommen werden. Danach reicht es, sie drei- oder viermal wöchentlich einzunehmen, damit die Parasiten nicht mehr wiederkehren.

10. Allergien

Nahrungsmittelallergier und Allergien auf andere Substanzen können einen weit größeren Einfluß auf unsere Gesundheit haben, als sich der Laie vorstellt. Viele Menschen glauben, Niesen, Asthma oder Nesselsucht seien die einzigen Symptome von Allergien. Mittlerweile hat man durch Muskeltests herausgefunden, daß eine große Anzahl anderer Probleme ebenso auf Allergien zurückgeführt werden kann. Die Symptome in Büchern über Allergien umfassen Beschwerden wie Diabetes, Epilepsie, Kopfschmerzen, Magengeschwüre, Lippengeschwüre, Abszesse, Lernschwierigkeiten, Nebenhöhlenentzündung, Schmerzen im unteren Rückenbereich, niedriger Blutzuckerspiegel und vieles mehr.

Nimmt man Nahrung zu sich, gegen die man allergisch ist, bewirkt das eine unmittelbare Verlangsamung des Energieflusses entlang der Akupunktur-Meridiane. Zunächst verspürt man in den ersten paar Minuten eine generelle Schwäche. Nach einer Weile gelingt es dem Körper möglicherweise, das Nahrungsmittel zu neutralisieren, und die Schwäche läßt nach. Offensichtlich normalisiert sich der Energiefluß erst nach einigen Stunden, in speziellen Fällen dauert dies sogar einige Tage. Deshalb ist es nicht überraschend, daß das Weglassen aller Nahrungsmittel, gegen die man allergisch ist, zu wirklich wunderbaren Ergebnissen und nebenbei noch zu Gewichtsverlust führt.

Um Allergien zu vermeiden, sollte man folgende Regeln befolgen:

Iß niemals Nahrungsmittel, die durch Menschen verändert wurden! Versuche nichts anderes zu essen, als solche Lebensmittel, die so frisch und natürlich wie möglich belassen sind!

Zusammengefaßt: Weil Allergien oft unentdeckt bleiben, ist es sehr wichtig, sicherzugehen, daß die gewählte Nahrung keine allergische Reaktion hervorruft.

Die folgenden Fallgeschichten sind gute Beispiele für Gesundheitsprobleme, die durch Allergene hervorgerufen werden, die nichts mit der Nahrung zu tun haben:

1. Ein 26jähriger Mann bemerkte einen fortschreitenden Verlust an Stärke und der Möglichkeit, seine Arme und Beine zu koordinieren. Ihm wurde mitgeteilt, er hätte möglicherweise Multiple Sklerose und würde bald einen Rollstuhl brauchen. Es wurde ihm keine Hoffnung auf Heilung gemacht.

   Als er auf mögliche Allergien getestet wurde, zeigte er eine starke Reaktion auf die Silberfüllungen in seinem Mund. Bald nachdem diese gegen ein Material ausgetauscht waren, gegen das er nicht allergisch war, verschwanden seine Lähmungserscheinungen, und er wurde wieder ganz gesund.

2. Eine junge Hausfrau beschwerte sich über Taubheit und Kribbeln im Gesicht, im Nacken und in den Armen. Sie hatte außerdem regelmäßig Migräne. Untersuchungen mit dem Computer-Tomogramm und andere Tests verliefen ergebnislos. Es konnten keine Ursachen für ihre Symptome gefunden werden. Nachdem sie mit dem Muskeltest auf Allergien untersucht wurde, zeigte sich eine starke Reaktion auf ihr Make-up. Als sie anfing, eine andere Marke zu benutzen, gegen deren Stoffe sie nicht allergisch war, legten sich alle ihre Probleme.

Amalgam – ein Gift in Ihrem Mund

Viele europäische Forscher glauben zur Zeit, daß die hochgiftigen Materialien, die von den Zahnärzten benutzt werden, eine
wichtige, wenn nicht gar die wichtigste Ursache für viele unserer Gesundheitsprobleme darstellen. Es gibt gut dokumentierte Fälle von Patienten mit verschiedenen chronischen Krankheiten, die sich nur dann erholt haben, nachdem die giftigen
Materialien (meist Amalgam und Nickel) aus ihren Zähnen entfernt wurden. Vorher hatten alle angewandten Therapien ver-
sagt.

Die Angst vor Amalgam hat seit einiger Zeit zugenommen.
Das rührt daher, daß die Silberfüllungen (eigentlich Amalgamfüllungen) 50% Quecksilber enthalten, eines der giftigsten und ge-
fährlichsten Metalle.

Man dachte früher, Silberfüllungen wären sicher, hauptsächlich deshalb, weil nur wenige Patienten unmittelbare allergische
Reaktionen auf Amalgam zeigten. Wenn jemand später begann,
Symptome zu entwickeln, war der Zusammenhang zwischen
den Beschwerden und den Silberfüllungen nur schwer zu bewei-
sen. Es gab einfach keinen Test, der genau genug gewesen wäre,
den Einfluß des Amalgams auf den Körper nachzuweisen. Weil
Amalgam sehr haltbar und leicht zu bearbeiten ist, war es zweck-
mäßig, anzunehmen das Material wäre sicher.

Nachdem die Elektrodiagnose und Muskeltests Untersuchungen genauer gemacht haben (siehe Kapitel 11), wurde es möglich,
das Risiko, das mit den Silberfüllungen einhergeht, klar nachzuweisen. Diese neuen Methoden der Untersuchung haben folgendes ergeben:

1. Ohne Ausnahme ist jeder gegenüber Amalgam empfindlich.
2. Auch die kleinsten Mengen von Amalgam sind in der Lage,
   schwere Schädigungen des Energieflusses im Körper hervorzurufen.

3. Amalgamfüllungen können enorme Abweichungen im Magnetfeld des Körpers hervorrufen.
4. Auch nachdem das Amalgam aus den Zähnen entfernt ist, findet man immer noch Spuren von Quecksilber im Gehirn, den Nieren und anderen Organen – immer!
5. Gewebeteile, die in Berührung mit Amalgamfüllungen kommen, bleiben chronisch entzündet und sind es bereits seit dem Augenblick des Einsetzens solcher Füllungen.
6. Das Quecksilber der Amalgamfüllungen senkt die Schilddrüsenfunktionen.

Amalgam hat noch einen anderen wichtigen Effekt: Es schwächt das Immunsystem.

Die schädigende Rolle von Amalgam ist oft in der Hauptsache daran schuld, daß der Energiefluß entlang des Meridiansystems gestört wird. Welche Symptome eine Person dabei entwickelt, hängt davon ab, welcher Teil des Systems am meisten geschädigt ist. Dr. Voll und Dr. Thompsen haben in Deutschland die Zusammenhänge kartographiert, die zwischen jedem einzelnen Zahn und bestimmten Organen, Muskeln und Gelenken bestehen. Sie fanden heraus, daß ein spezielles Gebiet des Körpers beeinflußt wird, wenn man Amalgamfüllungen oder anderes giftiges Material in einen Zahn einsetzt. Die giftigen Füllungen wirken nämlich auf den Energiefluß dieses Körperteils störend ein, und das hat sofortiges Versagen zur Folge.

Während ich Material für dieses Buch zusammentrug, habe ich mit vielen Menschen gesprochen, deren Amalgamfüllungen gegen ungiftige Materialien ausgetauscht worden waren. Die meisten von ihnen berichteten über sichtbare Verbesserungen ihres Gesundheitszustandes. Die Symptome verschwanden, nachdem das Amalgam und andere giftige Materialien aus ihren Zähnen entfernt worden waren. Das schloß die Symptome Kopfschmerzen, Gelenkschmerzen, Rückenschmerzen, Erschöpfungszustände, Verdauungsstörungen, Menstruationskrämpfe, Haarausfall,

Wutanfälle, Konzentrationsschwäche, Hämorrhoiden, schlechter Atem, arthritische Schmerzen, Zittern, Lähmungserscheinungen, vergrößerte Lymphknoten im Nacken und Migräne ein.

Dr. Max Garten, der Autor mehrerer Gesundheitsbücher, erzählte mir sogar von zwei Patienten, bei denen man Multiple Sklerose diagnostiziert hatte. Als man ihre Amalgamfüllungen entfernt hatte, genasen sie und konnten ihre Rollstühle verlassen. Führende Homöopathen in Deutschland, die die Elektrodiagnose benutzen, glauben, daß in 90 % der Fälle Multiple Sklerose durch die giftigen Materialien ausgelöst wird, mit denen die Zahnärzte die Zähne ihrer Patienten füllen.

In letzter Zeit hat Candida, das Überhandnehmen von Hefepilzen, große Aufmerksamkeit auf sich gezogen. Dieser Zustand ist ebenfalls mit Amalgamfüllungen in Zusammenhang gebracht worden. Es scheint, daß es eine Verbindung gibt zwischen dem Vorhandensein von Amalgam in den Zähnen und der Unfähigkeit des Körpers, die Hefebakterien – Candida albicans – abzubauen. Wenn das Immunsystem geschwächt ist, können sich die Hefepilze vermehren, bis sie krankheitsgleiche Symptome wie etwa schmerzende Gelenke, Schwellungen, Blutungen, Ermüdungserscheinungen, Kopfschmerzen und so weiter hervorrufen. Die Entfernung der Amalgamfüllungen führt häufig eine bemerkenswerte Verbesserung der Symptome herbei, die durch Hefeverpilzungen verursacht werden.

Einige der führenden Naturheilärzte in Deutschland weigern sich, Patienten zu behandeln, die noch Amalgamfüllungen in den Zähnen haben. Sie wissen, daß keine Behandlung wirkungsvoll sein kann, wenn nicht die giftigen Füllungen zuvor entfernt wurden.

Amalgam ist nicht das einzige giftige Material, das die Zahnärzte bei arglosen Patienten benutzen. Es gibt noch viele andere. Das gefährlichste unter ihnen ist möglicherweise Nickel. In einem Vortrag auf dem Holistischen Zahnmedizinischen Kongreß im Jahre 1983 sagte Dr. David Eggleston über Nickel:

»Nickel wird in den nationalen Krebszentren dazu gebraucht, um in Versuchskaninchen zu Studienzwecken Krebs zu erzeugen. Die Nickelverbindungen, die dabei verwendet werden, sind denen sehr ähnlich, die die Zahnmedizin in die Münder der Patienten einpflanzt. Die Zahnärzte verursachen damit ein wesentliches Gesundheitsproblem.«

Dr. Harold Kristal D.D.S., der in Point Richmond in der Nähe von San Francisco praktiziert, hat eine der hervorragendsten Arbeiten über das Problem der Amalgamvergiftung geschrieben. In einem Gespräch darüber sagte Dr. Kristal:

»Es gibt fünf Arten, auf denen sich Quecksilber von den Amalgamplomben her im Körper ausbreitet:

1. Etwa 76 % aller gasförmigen Dämpfe, die von den Quecksilberfüllungen beim Kauen entweichen, werden in die Lungen eingeatmet.
2. Partikel von Silberfüllungen brechen beim Kauen ab, werden mit verschluckt und kommen so in den Verdauungstrakt.
3. Wenn eine Silberfüllung nahe beim Zahnfleisch liegt, dringt das Quecksilber direkt in die Arterien und Venen ein. Es verbreitet sich dann auf diesem Weg im ganzen Körper.
4. Das Quecksilber wird von den Dentin-Kanälchen aufgesaugt und in das System des Zahnmarks geleitet. Es verbreitet sich auch auf diesem Weg im ganzen Körper.
5. Durch das Nervensystem wird das Quecksilber ebenfalls an verschiedene Teile des Körpers vermittelt.

Zur Veranschaulichung hier ein Fallbeispiel:

> Eine meiner Patientinnen im Alter von 65 Jahren litt
> an rheumatischer Gelenkentzündung. Sie hatte eine
> untere Teilprothese, die hauptsächlich aus Nickel
> und Kobalt angefertigt war, und eine kleine Queck-
> silberfüllung in ihren unteren Zähnen. Diese Patien-
> tin hatte im Unterkiefer nur noch 6 eigene Zähne, der
> Rest war Zahnersatz. Eine volle obere Zahnprothese
> und diese untere Teilprothese waren aus Nickel und
> Kobalt angefertigt. Ich habe ihr sofort die kleine
> Quecksilberfüllung entfernt, und sie tauschte ihre
> Teilprothese in eine solche aus Gold um. Kurz nach-
> dem dies erfolgt war, mußte sie keine Schmerztablet-
> ten für ihr Rheuma mehr nehmen. Sie hatte zuvor bis
> zu neun Stück am Tag genommen. Sogar die Beweg-
> lichkeit ihrer Gelenke hatte sich etwas verbessert.
> Die Patientin sagte, daß sie den Beginn ihrer rheuma-
> tischen Erkrankung auf das Einsetzen der Teilpro-
> these vor 25 Jahren zurückführt.

Ich möchte einen weiteren meiner Fälle beschreiben:

> Ich kenne den Patienten, seit er ein kleiner Junge war.
> Vor vielen Jahren kam er zu mir und klagte über
> schwere Rückenschmerzen und Krämpfe in den Bei-
> nen, die es ihm unmöglich machten, eine körperliche
> Arbeit auszuführen. Er leitet eine große Firma, und
> diese Einschränkungen bedeuteten für ihn ein we-
> sentliches Problem. Er sagte, daß er schon bei vielen
> Rheumatologen gewesen sei. Sie dachten, er hätte
> eine Art von Arthritis, aber sie konnten ihm nicht
> sagen, welcher Art. Um überhaupt arbeiten zu kön-
> nen, mußte er tagsüber starke Schmerztabletten neh-

men. Tat er das nicht, war es ihm unmöglich, aus dem
Bett zu kommen, und er konnte keinerlei Arbeit ausführen.
Ich untersuchte seine Zähne mit der Elektrodiagnose und fand heraus, daß er sehr empfindlich sowohl auf Quecksilber als auch auf Nickel reagierte.
Nachdem ich das herausgefunden hatte, schlug ich
vor, daß wir alle Dentalarbeiten herausnehmen und
durch Gold ersetzen sollten. Zwei Wochen danach
war er völlig schmerzfrei. Ich kann es kaum noch erwarten, daß die Anwendung dieser Materialien ver-
boten wird.«

Dank des Muskeltests wurde vor kurzem eine überraschende
Entdeckung gemacht, die den Einfluß von Nickel auf den Stoffwechsel betrifft. Muskeltests haben gezeigt, daß Nickel offensichtlich die Produktion von Verdauungsenzymen in der Bauchspeicheldrüse senkt. Nickel beeinträchtigt wahrscheinlich die
Verdauung und verschlimmert Probleme wie schlechte Nahrungsverwertung, Blähungen, Blutungen und Darmstörungen.
Mit dem Muskeltest erkannte man zum Beispiel bei einer Frau,
daß sie über 50 Tabletten mit Bauchspeicheldrüsenenzymen benötigte. Wahrscheinlich produzierte ihre Bauchspeicheldrüse nur
einen geringen Teil der Enzyme, die sie normalerweise produzieren sollte. Die Patientin fühlte sich sehr krank, hatte extreme Erschöpfungserscheinungen, Blutungen, fühlte sich schwach und
hatte überall Gelenkschmerzen. Sie konnte seit einiger Zeit nicht
arbeiten. Obwohl es auf der Hand lag, daß irgend etwas mit ihr
nicht stimmte, waren alle Tests ohne Befund, und es konnte keine
spezifische Diagnose gestellt werden.
Weil diese Patientin keine Zahnfüllungen hatte, wurde ihr
Schmuck mit Hilfe des Muskeltests auf Spuren von Nickel untersucht: Ihre Ohrringe, ihre Gürtelschnalle, der Brillenrahmen und
die Metalleinlagen ihres Büstenhalters waren in der Tat aus Nik-

kellegierungen angefertigt. Als man diese Gegenstände entfernt hatte, wurde sie nochmals einem Muskeltest unterworfen. Jetzt benötigte ihr Körper nur noch eine oder zwei Tabletten mit Bauchspeicheldrüsenenzymen. Der Muskeltest brachte es auch ans Tageslicht, daß sie Darmparasiten hatte und allergisch auf Pollen und Schimmel reagierte.

Nachdem man der Patientin homöopathische Mittel für ihre Allergien gegeben und sie alle Metallobjekte abgelegt hatte, ging es ihr sehr schnell besser, und innerhalb von zwei Tagen hatte sie praktisch keine Schmerzen mehr. Nach einer Woche war sie symptomfrei und konnte wieder ihrer Arbeit nachgehen.

Obwohl man darüber nur spekulieren kann, bis zu welchem Ausmaß diese Frau durch die Nickelteile beeinträchtigt war – weil ihre Symptome auch teilweise durch die Parasiten und die Allergien ausgelöst sein konnten –, ist es doch wahrscheinlich, daß Nickel eine große Rolle spielte. Die Gesundheit vieler Menschen ist oft schnell wiederhergestellt, wenn man alle Teile, die Nickel enthalten, entfernt.

Die schädlichen Einflüsse, die Metalle auf die Gesundheit haben können, wurden zuerst entdeckt, als man in Deutschland begann, die Elektrodiagnose zu nutzen. Nachdem die Naturheilärzte alle Metalle von ihren Patienten entfernten – Schmuck, Uhren, Ringe, Amalgamfüllungen und alle Zahnprothesen, die Nickel enthielten –, machten sogar einige Patienten, die an Multipler Sklerose, Gelenkentzündungen, Krebs und anderen schweren Krankheiten litten, sensationelle Genesungsfortschritte.

Dank der Muskeltests wurde auch eine interessante Entdeckung über den Einfluß von Quecksilber auf den Stoffwechsel gemacht:

Muskeltests haben gezeigt, daß das Quecksilber im Amalgam offensichtlich die Schilddrüsentätigkeit ganz erheblich senkt. Alle Personen, die Amalgamfüllungen hatten, brauchten enorme Mengen an Schilddrüsenhormonen, was man mit Tabletten aus tierischem Schilddrüsenhormon testete. Auch dann, wenn eine Person nur wenige Amalgamfüllungen aufwies, benötigte sie eine große Menge an Schilddrüsenhormonen, wie man beim Muskeltest feststellte. Als man alles Quecksilber entfernte, zeigte es sich, daß sie beinahe keines dieser Hormone mehr brauchte.

Das Schilddrüsenhormon regelt den Stoffwechsel. Fällt der Hormonspiegel, gehen alle körperlichen Vorgänge langsamer vor sich. Es ist deshalb nicht überraschend, daß nach Entfernung des Quecksilbers der Energiespiegel ansteigt. Amalgam verursacht Schwäche und eine generelle Verlangsamung aller Körperfunktionen.

Beachte: Zahnfleischerkrankungen werden hauptsächlich durch Mangel an Kalzium, Vitamin C, Bioflavonoiden (Vitamin P) und Rutin hervorgerufen und sind nicht nur Zeichen mangelnder Zahnpflege. Muskeltests und Elektrodiagnose haben gezeigt, daß Personen mit Zahnfleischerkrankungen – sei es nun schwaches, empfindliches, entzündetes, blutendes Zahnfleisch, Vereiterung oder Parodontose – jeweils an einem Mangel an obigen Ergänzungsstoffen litten. Zahnfleischerkrankungen kann durch Knochenmehl, einem guten Kalziumträger, und einem Ergänzungsstoff, der Vitamin C, Bioflavonoide und Rutin enthält, vorgebeugt werden. Wenn man bereits Beschwerden hat, werden diese bald nachlassen, es sei denn, der Zustand ist zu weit fortgeschritten.

Kein Metall ist sicher

Schmuckstücke, die einen Körperteil umschließen, also Ringe, Armreifen und Halsketten, können den Energiefluß entlang der Meridiane ernstlich beeinflussen. Grundsätzlich wird jeglicher Energiefluß beeinträchtigt, wenn ein Körperteil von einem ringförmigen Metallteil irgendwelcher Art umschlossen wird. Der Grad der störenden Einwirkung scheint von der Größe des Schmuckstücks abhängig zu sein.

So wird zum Beispiel ein kleiner Ring gewöhnlich weniger Reaktionen verursachen als ein schwerer Armreif. Aus diesem Grund empfehlen viele Ärzte ihren Patienten und speziell denen, die ernstlich krank sind, auf das Tragen von Schmuck überhaupt zu verzichten, und zwar auch dann, wenn er aus Gold oder anderen Edelmetallen besteht.

Die nachfolgenden Berichte sind gute Beispiele für die schädlichen Effekte, die auch durch Edelmetalle ausgelöst werden können, sollten sie in großen Mengen verwendet werden.

1. »Ich habe seit über zehn Jahren Schmerzen an meinem rechten Handgelenk und an der Hand. Zeitweise waren die Schmerzen so stark, daß ich meine Hand überhaupt nicht benutzen konnte. Bei verschiedenen Gelegenheiten konnte ich noch nicht einmal einen Scheck unterschreiben, weil ich den Kugelschreiber nicht fest genug in meiner Hand halten konnte, um zu schreiben. Obwohl ich gerne Tennis spielte, mußte ich es wegen der Schmerzen aufgeben, die ich jedesmal verspürte, wenn ich versuchte, den Ball zu treffen.

Viele Jahre lang suchte ich Hilfe bei verschiedenen Ärzten, aber keiner konnte die Ursache für mein Problem finden. Schließlich meinte ein Zahnarzt, der mit der Elektrodiagnose vertraut war, die Schmerzen in meiner Hand könnten durch einen toten Zahn ausgelöst werden. Er schlug vor, den Zahn zu ziehen, weil er ernstlich störende Einwirkungen auf den Energiefluß ausübe. Auch versicherte er mir, die Schmerzen in meiner Hand und im Handgelenk würden nachlassen, sobald der Zahn entfernt sei. Seine Erklärungen und die Testergebnisse überzeugten mich und ich willigte ein, den Zahn zu entfernen.

185

Zu meiner größten Überraschung und Erleichterung ließen meine Schmerzen, unter denen ich so lange gelitten hatte, bald nach der Ziehung nach. Ich ließ mir zunächst keine Brücke machen, um die Lücke zu füllen, die der fehlende Zahn hinterlassen hatte. Nach fünf Jahren beobachtete ich, daß meine Zähne sich zu verschieben begannen. Der Zahnarzt riet mir, die Brücke einzusetzen, ehe die Zahnverschiebung weitere Fortschritte machte. Er hatte all die Materialien, aus denen die neue Brücke angefertigt war, extra mit seinem elektrodiagnostischen Instrument getestet, um sicherzugehen, daß sie keine allergischen Reaktionen verursachen würden. Daher kann man meine Überraschung sicher verstehen, als ich zehn Tage nach Einsetzen der Brücke bemerkte, daß die alten Schmerzen in meiner Hand zurückkehrten, und zwar schlimmer als je zuvor. Zunächst konnte ich gar nicht verstehen, was passiert war und hielt nicht die neue Brücke für die Ursache. Als die Schmerzen nicht vorübergingen und noch schlimmer wurden, ging ich wieder zu meinem Zahnarzt. Eine erneute Untersuchung der Brücke mit seinem Gerät ergab eine außerordentlich allergische Reaktion meinerseits auf die Brücke. Nach Herausnahme der Brücke hörten die Schmerzen in meiner Hand wieder auf. Weitere Versuche führten zu der Entdeckung, daß ich nur ernstlich allergisch auf die große Menge Goldes, wie sie für die Brücke gebraucht wurde, reagierte. Dieses große metallene Objekt, das die Brücke darstellte, blockierte vermutlich den Energiefluß zu meiner rechten Hand und verursachte die heftigen Schmerzen.«

2. »Vor zwei Jahren traten bei mir ernstliche Gesundheitsprobleme auf. Ich wurde schwach, depressiv
und fing an, meine tägliche Migräne zu bekommen.
Ich war bedeckt von Abszessen und Pickeln, die mir
dauerndes Unbehagen bereiteten. Die Verschlechterung hielt an, und ich wurde bettlägerig. Verschiedene Ärzte untersuchten mich, aber keiner konnte
die Ursache meiner Probleme finden.

Doch plötzlich hatte ich die Eingebung, daß meine Probleme durch eine Brücke verursacht sein
könnten, die kurz vor dem Auftreten meiner Erkrankung eingesetzt worden war. Die Brücke überspannte fünf Zähne, und ich konnte mich an keine
andere größere Veränderung erinnern, die seitdem
vorgenommen worden war. Meine Schwester
drängte mich, zu meinem Zahnarzt zu gehen und
die neue Brücke mit Elektrodiagnose untersuchen
zu lassen. Der Zahnarzt war überrascht. Er sagte, er
hätte die verwendeten Materialien sehr sorgfältig
untersucht und herausgefunden, daß ich auf keines der Materialien allergisch reagierte. Als er jedoch hörte, wie krank ich war, erklärte er sich gerne
bereit, die Brücke zu untersuchen. Zur allgemeinen
Überraschung fand er eine außerordentlich allergische Reaktion auf die große Brücke. Nachdem sie
entfernt wurde, gingen meine Probleme schnell zurück, und innerhalb von zwei Wochen war ich wieder gesund. Wie weitere Untersuchungen zeigten,
war ich gegen geringe Mengen der Materialien, aus
denen die Brücke bestand, nicht empfindlich, reagierte aber heftig allergisch auf die ganze Brücke.
Mein Körper konnte vielleicht kleine Mengen der
Goldlegierung tolerieren, aber größere Mengen
hatten eine äußerst schädliche Wirkung.«

11. Elektrodiagnose

Die Elektrodiagnose ist eine erstaunliche, neue Form der medizinischen Diagnose, die in Deutschland entwickelt worden ist. Ähnlich wie die chinesische Pulsdiagnose und der Muskeltest ermöglicht es diese Methode dem Arzt, Ungleichgewichte der Energie im Körper zu entdecken, sobald diese in Erscheinung treten und ehe sich daraus Krankheitssymptome entwickeln. Was jedoch noch viel wichtiger ist: Die Elektrodiagnose ermöglicht eine akkurate Aussage darüber, was getan werden muß, um das Ungleichgewicht der Energie zu korrigieren. Die Ärzte, die diese neue Methode benutzen, meinen, dies sei der größte Durchbruch, der der medizinischen Wissenschaft bisher gelungen ist. Sie sagen voraus, daß die Elektrodiagnose, wenn sie sich mehr verbreitet, viele der Gesundheitsprobleme unserer Tage gar nicht erst aufkommen läßt.

Der größte Teil der Arbeit in den frühen Jahren der Elektrodiagnose wurde von Dr. Voll, einem bekannten deutschen Homöopathen, geleistet. Dieses neue Vorgehen beruht auf dem Einsatz eines elektronischen Instruments (siehe Abbildung), mit dem es möglich ist, den Energiefluß entlang der Akupunktur-Meridiane zu messen. Das erste Instrument, das Dr. Voll zur Untersuchung in dieser Form benutzte, nannte sich »Dermatron«. Seitdem sind viele ähnliche Instrumente hergestellt worden, einige davon in den USA.

Die elektronischen Instrumente, die bei der Elektrodiagnose verwendet werden, haben zwei Anschlüsse. Ein Anschluß wird vom Patienten festgehalten, während der andere vom Arzt auf verschiedene Akupunkturpunkte am Körper des Patienten gehalten wird. Ein Meßgerät am Instrument registriert dann den Energiespiegel in verschiedenen Körperbereichen. Durch die Benutzung dieser einfachen Methode kann der Arzt den Energiespiegel an allen Akupunktur-Meridianen bestimmen.

Die herkömmlichen medizinischen Untersuchungsmethoden beruhen hauptsächlich auf der Erfahrung des Arztes und seiner Fähigkeit, Informationen zu deuten, die er aus Labortests oder durch andere wissenschaftliche Instrumente bezieht. Ein Problem besteht natürlich darin, daß die wissenschaftlichen Instrumente und die Labortests oft ungenau sind.

Weil der Energiefluß entlang der Körpermeridiane auf einem Monitor sichtbar gemacht wird, kann sich der Arzt, wie beim Muskeltest, mit der Elektrodiagnose »in den Körper des Patienten einschalten«. Außerdem ist es möglich, die Reaktionen des Körpers auf verschiedene Stimulantien (anregende Materialien) zu beobachten. Der Arzt ist somit nicht mehr allein auf sein eigenes Urteil angewiesen. Die Körperreaktionen sagen ihm, was fehlt und was getan werden sollte, um das Problem zu korrigieren.

Trägt zum Beispiel ein Heilmittel hilfreich zur Gesundheit der zu untersuchenden Person bei, zeigt sich beim Test mit dem elektronischen Instrument eine sofortige Verbesserung des Energieflusses im Körper des Patienten.

Das Gegenteil ist der Fall, wenn eine Substanz, die dem Patienten schadet, untersucht wird. Die Anwesenheit einer schädlichen Substanz wirkt störend auf den Energiefluß entlang der Körpermeridiane, und das Ungleichgewicht der Energie nimmt zu.

In anderen Worten, alle Faktoren, die dabei hilfreich sind, den Körper einer Person ins Gleichgewicht zu bringen, verbessern die Ablesungen auf dem Instrument, während andere, die schädlich sind, das Ungleichgewicht vergrößern und die Ablesungen entsprechend verändern.

Testet man einen Patienten erstmals mit der Elektrodiagnose, zeigen einige seiner Meridiane normalerweise eine Unausgewogenheit der Energie. Sie haben entweder zu viel oder zu wenig. Die Behandlung der Ärzte, die geübt im Umgang mit der Elektrodiagnose sind, besteht darin, das Ungleichgewicht der Energie zu korrigieren. Dabei werden dem Patienten solche Heilmittel zugeführt, die bei der Elektrodiagnose den Energiefluß im Körper des Patienten günstig beeinflußten.

Die Elektrodiagnose stellt auch eine einfache Möglichkeit dar, folgende Überempfindlichkeiten zu entdecken: gegen Pollen, Nahrungsmittel, Gräser, Schmuck, Metallobjekte, die mit der Haut Kontakt haben, Material, das von Zahnärzten benutzt wird, Tierhaare, Vogelfedern, Staub, Chemikalien und anderes. Die genannten Empfindlichkeiten verursachen ein Ungleichgewicht der Energie in den Akupunktur-Meridianen. Genau das kann mit dem elektronischen Instrument festgestellt werden.

Im Fall von ernstlich erkrankten Patienten ist es notwendig, alle Faktoren, die das Gleichgewicht des Energieflusses beeinträchtigen, so schnell wie möglich zu entdecken und auszuschalten. Wird dies nicht getan, kann die Genesung des Patienten gefährdet werden, zumindest wird sie aber verlangsamt.

Eine andere wichtige Entdeckung, die die Elektrodiagnose ermöglichte, ist die, daß Ringe, Armreifen und Halsketten den Energiefluß entlang der Meridiane immer beeinträchtigen, und zwar auch dann, wenn sie aus einem Material bestehen, gegen das der Patient keine allergischen Reaktionen zeigt. Wie schon in Kapitel 10 ausgeführt, nimmt man an, daß der Energiefluß entlang der Meridiane grundsätzlich beeinträchtigt ist, wenn der Meridian von einem geschlossenen Ring aus Metall umgeben ist. So stört beispielsweise ein Armreif generell den Energiefluß der Meridiane entlang der Arme, Ringe stören den Energiefluß von Meridianen entlang der Finger und Halsketten den Energiefluß der Halsmeridiane. Deutsche Homöopathen, die die Elektrodiagnose verwenden, haben hervorragende Heilergebnisse erzielt, indem sie ihren Patienten empfahlen, auf Schmuckstücke zu verzichten, die den normalen Energiefluß entlang der Meridiane stören.

Auch Metallobjekte, wie Gürtelschnallen oder Metallteile, die auf der Mittellinie des Körpers getragen werden, können Störungen des Energieflusses hervorrufen. Vermutlich ist dies durch

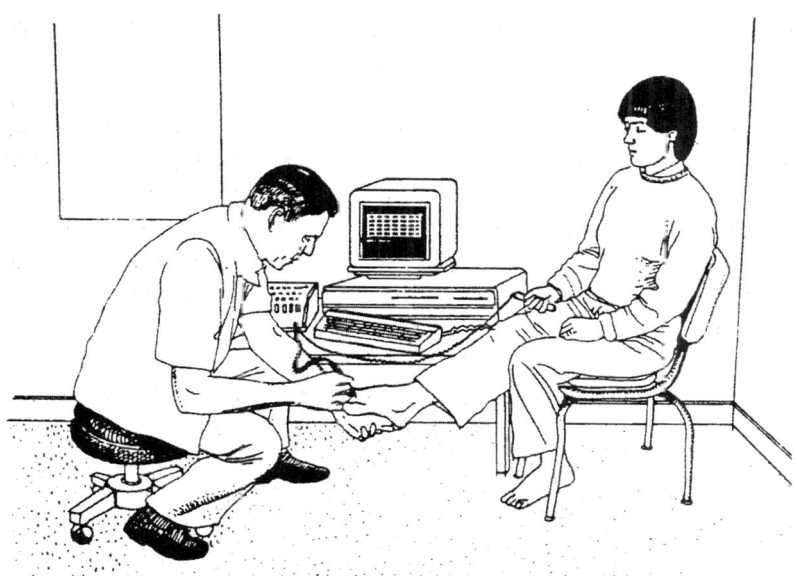

Dieses Bild zeigt eine Patientin, die mit Elektrodiagnose getestet wird. Sie hält dabei das eine Ende der Verbindung zu dem elektronischen Instrument, das im Hintergrund zu sehen ist, in ihrer Hand, während der Arzt das andere Ende auf einen Akupunkturpunkt ihres Fußes hält. Die Ablesungen am Bildschirm des Instruments sagen dem Arzt, wie der Körper der Patientin auf die verschiedenen Mittel reagiert.

zwei wichtige Meridiane begründet, die in der Mitte der Vorder- und Rückseite des Körpers liegen.

Mit der Elektrodiagnose ist es außerdem möglich, störende rückständige Einflüsse zu entdecken und zu benennen, mit denen der Körper ohne Hilfe von außen nicht fertig wird. Diese Einflüsse treten wahrscheinlich in Form von schädlichen Schwingungen auf, die die Person selbst, unter Umständen sogar ihre Eltern oder Großeltern als Folge von Infektionskrankheiten aufgenommen haben.

Sind diese schädlichen Schwingungen einmal im Körper verankert, kann er sie allein nicht wieder beseitigen. Die Störungen, die sie auslösen, führen bei einigen Menschen zu ernstlichen Gesundheitsproblemen. Die Elektrodiagnose hilft in diesem Fall herauszubekommen, welche homöopathischen Heilmittel eingesetzt werden können, um diese chronischen Probleme zu beheben.

Wie der Muskeltest hat auch die Elektrodiagnose gezeigt, **daß sich der Patient im Falle einer rechtzeitigen Beseitigung einer Beeinträchtigung des Energieflusses entlang des Meridiansystems immer erholt.**

Die Elektrodiagnose ist schwer erlernbar, so daß es Laien nicht möglich sein wird, diese Methode zu benutzen. Sie wurde hier allerdings wegen ihrer Ähnlichkeit zur »Kinesiologie« trotzdem angeführt.

Ein Vorteil der Elektrodiagnose gegenüber dem Muskeltest besteht darin, daß ein Computer zur Untersuchung eingesetzt wird, der die Reaktionen des Körpers auf giftige Substanzen bildlich darstellen kann. Man kann tatsächlich sehen, wie gefährlich ein bestimmtes Nahrungsmittel oder andere Substanzen für den Körper sind. Das beeindruckt Patienten manchmal sehr und sie sind eher bereit, den Anweisungen des Arztes zu folgen und zum Beispiel schädliche Nahrungsmittel zu meiden. Folgende Geschichten handeln von Patienten, die sensationelle Gesundungen erlebten, als sie damit aufhörten, Nahrungsmittel zu sich zu nehmen (beziehungsweise Schmuck zu tragen oder Kosmetika zu benutzen), auf die sie allergisch reagierten.

1. Eine junge Frau litt an einer unregelmäßigen, krampfartigen Menstruation, die auch mit Migräne verbunden war. Man sagte ihr nach einer Untersuchung, daß sie nicht fähig wäre, Kinder zu bekommen.

Es wurde eine Menge Geld für Spezialisten ausgegeben und für verschiedene Behandlungen, ohne eine Änderung ihres Befindens. Keiner der von ihr aufgesuchten Ärzte konnte die Ursache ihrer Probleme entdecken. Als die Patientin schließlich mit der Elektrodiagnose untersucht wurde, fand man heraus, daß sie äußerst empfindlich gegen ihren Fingerring war, der aus einer billigen Silberlegierung bestand. Nachdem sie den Ring nicht mehr trug, gingen all ihre Probleme zurück, und sie wurde schwanger.

In einigen östlichen Ländern wurden Silberringe übrigens über Jahrhunderte als empfängnisverhütende Mittel angewandt.

2. Eine 26jährige Hausfrau klagte über schlimmes Jucken und Schmerzen im Mastdarmbereich. Sie wachte periodisch auf und entdeckte, daß sie blutverschmiert war, weil sie sich im Schlaf gekratzt hatte. Die Diagnose eines Spezialisten lautete auf Hämorrhoiden, und es wurde eine Operation angesetzt. In der Zwischenzeit erfolgte eine Untersuchung mit der Elektrodiagnose. Sie zeigte eine starke Allergie auf Weizen. Als sie alles, was Weizen enthielt, aus ihrem Ernährungsplan strich, hörte das Jucken auf und ebenso die Schmerzen. Sie hatte keine Probleme mehr – nur, wenn sie etwas aß, was Weizen enthielt.

3. Bei einer Mittdreißigerin begann plötzlich die Sehkraft nachzulassen. Sie wurde langsam blind, ohne daß es dafür einen erkennbaren Grund gab. Keiner der Spezialisten, die sie aufsuchte, konnte entdecken, was die Ursache war. Als die Patientin mit der Elektrodiagnose untersucht wurde, fand man heraus, daß sie allergisch auf ihre Ohrringe reagierte. Nachdem sie diese nie mehr anlegte, wurde ihre Sehkraft nach und nach wieder normal.

4. Eine Hausfrau in den mittleren Jahren schrieb: »Vor zwei Jahren stieg mein Gewicht auf 115 kg, und mir wurde das Risiko einer Herzattacke oder eines Schlaganfalls bewußt. Deshalb interessierte ich mich für ein wohlbekanntes System zur Gewichtsabnahme, und ich richtete mich genau nach den Anordnungen. Im ersten Jahr verlor ich 30 kg. Zunächst ging das

Gewicht ziemlich schnell zurück, aber nach ein paar Monaten verlor ich nur noch ein halbes kg pro Woche. Ich fühlte mich mit meiner Diät äußerst unwohl, wurde schwach und hatte ein fortwährendes Hungergefühl. Meine Magenschmerzen waren oft unerträglich. Eine Freundin, die sehr abgenommen hatte, nachdem sie Nahrungsmittel vermied, gegen die sie allergisch war, riet mir, mich mit der Elektrodiagnose auf Nahrungsmittelempfindlichkeiten untersuchen zu lassen. Sie sagte mir, daß viele ihrer Freundinnen Gewicht verloren hätten, nachdem sie aufgehört hatten, Dinge zu essen, gegen die sie allergisch waren.

Die Untersuchung mit der Elektrodiagnose wies eine Anzahl von Nahrungsmitteln nach, auf die ich empfindlich reagierte. Seitdem habe ich diese aus meinem Speiseplan gestrichen. Das Ergebnis: fünfeinhalb kg Gewichtsverlust in zwei Wochen. Ich habe die zuvor eingehaltene Diät sofort abgesetzt und esse nun so viel ich will, vermeide aber die Nahrungsmittel, auf die ich allergisch bin. Auch fühle ich mich nicht mehr schwach und habe mehr Energie als je. Hungergefühle gibt es keine mehr, genau wie Depressionen, die meine immerwährenden Gefährten waren. Seitdem ich nur noch Dinge esse, gegen die ich nicht empfindlich bin, esse ich, so viel ich will, und verliere trotzdem noch an Gewicht.«

Endlose gleichartige Geschichten könnten hier erzählt werden. Zahllose Patienten, deren Probleme nicht korrekt mit den herkömmlichen Methoden festgestellt werden konnten, wurden nach der Elektrodiagnose, die die Ursache der Probleme offenbarte, wieder gesund.

12. Einige allgemeine Ernährungsprinzipien

Das Thema Ernährung ist ein unermeßliches Gebiet, das in einem begrenzten Rahmen, wie er hier zur Verfügung steht, nicht voll erfaßt werden kann. Aus diesem Grund wollen wir uns auf eine kurze Abhandlung der Hauptprinzipien der Ernährung beschränken.

Das Trennen von Nahrungsmitteln

Speisen, die zu gleicher Zeit verdaut werden können, sind miteinander verträglich. Unser Verdauungssystem ist so angelegt, daß es nur eine bestimmte Art von Nahrungsmitteln zur gleichen Zeit verarbeiten kann. So können zum Beispiel Eiweiß und Kohlehydrate nicht zu gleicher Zeit verdaut werden. Die Verdauung von Kohlehydraten kommt zu einem Stillstand, wenn die Verdauung von Eiweißstoffen beginnt und umgekehrt.

Ißt man beispielsweise Fleisch, sondern die Drüsen, die in der Schleimhaut des Magens liegen, das Enzym Pepsin ab, das Eiweiß verdaut. Diese Drüsen sondern auch Salzsäure ab, und dadurch wird der Mageninhalt bei der Eiweißverdauung hochgradig sauer. Das Enzym Pepsin kann nur in einer hochgradig sauren Umgebung wirksam werden. Wird der Säuregrad des Magens herabgesetzt, verlangsamt sich die Verdauung von Eiweißstoffen, da das Enzym Pepsin in einer Umgebung unwirksam wird, die nicht genügend sauer ist. So wird auch die Verdauung von Fleisch verzögert, wenn es zusammen mit Speisen gegessen wird, die den Säuregrad des Magens herabsetzen.

Die Natur hat offensichtlich beabsichtigt, daß Tiere nur eine spezielle Art von Nahrung zu sich nehmen. In natürlicher Umgebung vermischen die Tiere niemals ihre Nahrungsmittel, ihre Mahlzeiten bestehen stets aus einem einzigen Nahrungsmittel.

Einige allgemeine Ernährungsprinzipien

Nur dem Menschen ist es gegeben, seine Speisen zu wechseln und abzuwandeln, und so ißt er mehrere verschiedene Arten von Nahrungsmitteln innerhalb der gleichen Mahlzeit. Auf diese Art und Weise verursacht er unglaubliche Verdauungsprobleme. Wir mischen gewöhnlich Eiweiß und Kohlehydrate.

Da die Eiweißstoffe und Kohlehydrate nicht gleichzeitig verdaut werden können, muß eines davon darauf warten, bis das andere verdaut ist. Das verzögert die Verdauung erheblich, und die Nahrung verbleibt viel länger im Magen, als sie eigentlich sollte. Fäulnis und Gärung mit einer dadurch bedingten Zunahme der Vergiftung des Körpers müssen einsetzen.

Wer gesund bleiben will, sollte versuchen, Eiweißstoffe und Kohlehydrate nicht zu mischen. Es wäre das beste, man würde nur ein Nahrungsmittel auf einmal essen. Das vereinfachte nicht nur die Verdauung, sondern reduzierte auch die Versuchung, zu viel zu essen. Unglücklicherweise ist dies in unserer zivilisierten Welt nicht möglich. Wir essen immer verschiedene Speisen bei einer Mahlzeit. Daher ist es so wichtig, einige Kenntnisse darüber zu besitzen, welche Speisen miteinander verträglich sind und problemlos zusammen gegessen werden können.

Folgender Auszug aus dem Buch »Wie man sich immer wohl fühlt« von William Howard Hays (Standardwerke zur Hay'schen Trennkost gibt es in vielen Buchhandlungen) illustriert die Effektivität und die Wichtigkeit der Trennung von Nahrungsmitteln sehr gut:

»Im Winter 1924 war der Autor Mitglied der Sportklasse des CVJM in Buffalo und dort mit einem Ausdauertest beschäftigt. Durch die Änderung der Speisenfolge sollte die Ausdauer von 18 Männern im Alter von 28 bis 55 Jahren überprüft werden. Diese Männer hatten durchschnittliche Eßgewohnheiten, waren von durchschnittlichem Alter, hatten durchschnittliche Aktivitäten und waren alle Arbeiter – bis auf zwei Büroangestellte.

Ihre Eßgewohnheiten wurden nicht gestört, nur wenn es notwendig war, unverträgliche Speisen voneinander zu trennen.

Milch und Früchte zum Frühstück waren ihnen erlaubt oder ausschließlich Früchte, wenn sie Milch nicht mochten. Das Mittagessen war eine stärkehaltige Mahlzeit und bestand aus Brot, Gemüse, Salat und süßen Früchten oder Speiseeis. Das Abendbrot war eine eiweißhaltige Mahlzeit und bestand aus Fleisch, Eiern, Fisch oder Käse, gekochtem Gemüse und rohen Gemüsesalaten mit einem einfachen Nachtisch aus sauren Früchten, frisch oder gekocht mit Gelatine. Zur stärkehaltigen Mahlzeit wurden keine säurehaltigen Speisen gegessen. Dadurch wurden die unverträglichen Kohlehydrate und Eiweißstoffe in zwei getrennte Mahlzeiten unterteilt.

Das war alles – denn es wurde keine Gymnastik gefordert und keine Arzneien genommen. Die Männer aßen dieselben Speisen, die sie gewöhnt waren. Nur die Mischung war verträglich.

Als Test ihrer Leistungsfähigkeit wurden Kniebeugen kontrolliert. Sie sollten diese aber nur für den Ausdauertest ausüben. Wir wählten Kniebeugen, um das Einsetzen von Ermüdungserscheinungen festzustellen, weil dabei nicht »geschummelt« werden kann: Der Körper wiegt immer gleich viel, und die Strecke aus der Hocke zur stehenden Position ist immer die gleiche. Gezählt wurde die Anzahl der Kniebeugen.

Der Test wurde jede Woche wiederholt, um die Steigung in der Anzahl der Kniebeugen zu erkennen.

Nach der ersten Woche zeigte sich bereits eine Steigerung um 50 % und nach der vierten Woche sogar um 165 %.

Das war der Beweis dafür, daß der frühere Mangel an Ausdauer bei diesen Männern auf der Ansammlung von säurehaltigen Endprodukten beruhte. Dies rührte von der unverträglichen Mischung ihrer verschiedenen Speisen her oder solcher Speisen, die eine unterschiedliche Behandlung im Magen erforderlich machen. Es wurden keine Änderungen ihrer Speisegewohnheiten verlangt, außer daß sie unverträgliche Speisen trennen mußten.

Die Trennung in verschiedene Nahrungsgruppen verringert die Menge von Kohlehydraten und Eiweißstoffen automatisch, weil jeder Typ auf eine Mahlzeit pro Tag beschränkt wird. Während wir auf die Trennung der unverträglichen Stoffe Wert legten, begrenzten wir gleichzeitig die Aufnahme von Eiweiß und Stärke. Der Einfluß auf die Ausdauer allerdings ging fast ganz auf die Trennung unverträglicher Speisen zurück. Auf diese Art und Weise wurde die Gärung mit ihrer Säureproduktion begrenzt.

Dies war nun eine direkte Demonstration des Einflusses der Trennung der Kost auf die Ausdauer des Körpers. Die Ursache für den ungewöhnlichen Anstieg der Ausdauer war: das Aufhalten der Gärung.

Nach neun Jahren traf ich einige Testteilnehmer wieder. Ohne Ausnahme berichteten sie, daß sie die Trennung unverträglicher Speisen seit der Zeit des Tests beibehalten hätten.

Ein Mann berichtete, er brauche nun niemals mehr einen Arzt, während er früher viel Geld für Arztrechnungen ausgeben mußte. Seiner Frau und seinen Kindern ginge es ebensogut wie ihm, weil sie sich auf die gleiche Weise ernährten.

In der einstigen Testgruppe waren auch zwei Männer, die an entgegengesetzten Zuständen litten; sie waren weder krank noch fühlten sie sich gut: einer hatte 27 kg Übergewicht und der andere 7 kg Untergewicht.

Der übergewichtige Mann verlor aufgrund der Trennung der Speisen 7 kg und seine Ausdauer steigerte sich um 100%. Der andere nahm 3 kg zu, und seine Ausdauer steigerte sich um 175%. Beide haben das gleiche getan – eigentlich nur die Trennung unverträglicher Speisen bei jeder Mahlzeit.

Einer dieser Männer erzählte mir, daß er immer seinen Mittagsschlaf gebraucht habe. Ich habe ihn angewiesen, seine Mittagsmahlzeit am Morgen einzunehmen und dafür mittags nur Milch und Früchte zu sich zu nehmen. Das änderte die Situation vom ersten Tage an.

Ermüdung wird nämlich von einer mächtigen Mahlzeit verschlimmert, und zwar sofort. Ist eine Mahlzeit schwer und die Vitalität einer Person gering, gibt es einen Zusammenhang zwi-

schen Müdigkeit und Mahlzeit. Müdigkeit zeigt sich als Begleit-
erscheinung eines erheblichen Vitalitätsverbrauchs, der zur Ein-
leitung der Verdauung einer reichhaltigen Mahlzeit benötigt
wird. Das Verlangen, nach einer Mahlzeit zu schlafen, besteht
insbesondere bei älteren Personen und solchen mit verminder-
ter Vitalität.

Wenn die Ermüdungserscheinungen so einfach zu behandeln
sind, warum sollte man müde sein, wenn dies völlig unnötig ist?
Für manche Menschen ist es schwierig zu verstehen, daß Ermüdung eine von ihnen selbst zu kontrollierende Geschichte ist. Das
obige Experiment ist ausreichender Beweis dafür.

Die gleiche Sorgfalt, die nötig ist, um der Ermüdung vorzubeugen, hat auch einen unschätzbaren Wert bei der Vorbeugung einer
Vielzahl von Krankheiten.«

Früchte vor der Mahlzeit

Viele Menschen essen zu jeder Mahlzeit Früchte, ohne zu wissen,
wie schädlich das sein kann. Früchte benötigen nur wenig Zeit,
um verdaut zu werden. Sie wandern schnell durch den Magen
und gelangen in den Dünndarm. Aber wenn sie zusammen mit
anderen Speisen gegessen werden, verbleiben sie im Magen, bis
die anderen Speisen verdaut sind. Während der Verdauung der
anderen Speisen gären die Früchte und faulen. Ein Beispiel:

Eine ältere Frau klagte bei ihrem Arzt darüber, daß sie Bauchschmerzen hätte. Als er seine Untersuchung beendet hatte, sagte
der Arzt »Wenn sie nicht zu trinken aufhören, werden sie sich
selbst umbringen. Ihre Leber ist durch außerordentlichen Alko-
holgenuß ganz verhärtet.« Die Patientin fühlte sich beleidigt und
sagte dem Arzt, daß sie niemals Alkohol angerührt hätte und
auch nicht die Absicht habe, dies zu tun.

Die Ursache des Problems konnte auf die Gewohnheit der Patientin zurückgeführt werden, zur Mahlzeit gleichzeitig Früchte

zu sich zu nehmen. Die gärenden Früchte produzierten genügend Alkohol, um ihre Leber zu schädigen.

Nach Meinung moderner Autoritäten auf dem Gebiete der Trennkost sollten Früchte nur auf leeren Magen gegessen werden, damit sie schnell in den Dünndarm weiterbefördert werden, wo die Verdauung dann endgültig erfolgt. Aus diesen Gründen ist es die beste Zeit, vor dem Frühstück Obst zu verzehren, weil dann der Magen leer ist. Werden Früchte zusammen mit anderen Speisen gegessen, gären und verfaulen sie nicht nur, sondern es wird auch die Verdauung der anderen Speisen verlangsamt, da störend auf die Verdauung eingewirkt wird. Dadurch nimmt die Gärung und Fäulnis noch weiter zu.

Gutes Durchkauen der Speisen

Nahrung soll nicht heruntergeschluckt werden, ohne daß sie zuvor gut durchgekaut wurde. Wir wissen alle, daß es unmöglich ist, Nüsse, Äpfel oder andere natürliche Nahrungsmittel ungekaut herunterzuschlucken. Es liegt offenbar im Plan der Natur, daß wir unsere Speisen gut durchkauen und sie gleichzeitig sorgfältig mit Speichel vermischen.

Da uns die Bedeutung sorgfältigen Kauens abhanden gekommen ist, verletzen wir dieses Naturgesetz fast immer, wenn wir essen. In vielen Fällen haben wir unsere Nahrungsmittel, die die Natur für uns bereithält, so verändert, daß es buchstäblich unmöglich ist, sie überhaupt zu kauen. Als Folge davon werden wir daran gewöhnt, Speisen ohne Kauen zu schlucken. Selbst dann, wenn wir etwas essen, was wirklich gekaut werden muß, versuchen wir es herunterzuschlucken, ohne es vorher ordentlich zu zerkleinern und einzuspeicheln. Besonders gefährlich ist das bei Fleisch. Man neigt dazu, Fleisch zu verschlingen, das man nur leicht gekaut hat.

Gut gekautes Fleisch verbleibt selten länger als drei oder vier

Stunden im Magen. Ist es jedoch nicht gut durchgekaut, können die Stücke 24 Stunden oder mehr im Magen verbleiben. Das verlangsamt die Verdauung enorm, und es entsteht eine Menge Gärung und Fäulnis. Die Nebenprodukte der Gärung und der Fäulnis sind giftig und rufen früher oder später Gesundheitsprobleme hervor. Schlecht gekautes Brot, Gemüse oder andere Nahrungsmittel rufen hingegen weniger Probleme hervor als schlecht gekautes Fleisch. Trotzdem wird das Ergebnis, auf längere Zeit gesehen, das gleiche sein.

Schluckt man schlecht gekaute Speisen herunter, kann das so schlimm sein wie der Verzehr von Nahrungsmitteln, die sich nicht miteinander vertragen. Viele Jahre lang hatte eine Mutter von vier Kindern Schwierigkeiten beim Schlafen. Sie lag die meiste Zeit der Nacht wach und fühlte sich ausgepumpt und miserabel. Auch B-Vitamine halfen nichts.

Eines Tages schlug ihr ein Arzt vor, beim Durchkauen ihrer Speisen bis 100 zu zählen. Er gestand später ein, daß er diesen Vorschlag machte, ohne selbst an einen Heilerfolg zu glauben. Aber der Erfolg stellte sich augenblicklich ein. In der ersten Nacht schlief die Patientin acht Stunden lang durch, während es ihr vorher selten möglich gewesen war, mehr als ein bis zwei Stunden hintereinander zu schlafen. Sie hatte nie mehr Beschwerden mit Schlaflosigkeit.

Die Diät gegen Hefepilzvermehrung

Hefen sind einzellige Pilze, die grundsätzlich im Körper anzutreffen sind. Erst vor kurzem wurde der Schaden, den sie unter bestimmten Bedingungen anrichten können, entdeckt. Mit dem Namen »Candida albicans« wird die bekannteste dieser Hefepilzarten bezeichnet. Aus diesem Grund nennt man die Probleme, die durch diese Hefepilze verursacht werden, oft »Candida-Infektionen«.

Einige allgemeine Ernährungsprinzipien

Solange der Körper gesund ist und das Immunsystem stark genug, werden die Candida-Pilze in Schach gehalten und von unverhältnismäßiger Vermehrung abgehalten. Wird jedoch aus irgendeinem Grund die Körperabwehr geschwächt, können die Candida-Pilze sich wuchernd vermehren und die Vorgänge aus den Fugen geraten. Die dadurch verursachten Gesundheitsprobleme können enorm variieren. Einige Symptome, die heute dem Überhandnehmen von Hefepilzen zugeschrieben werden, sind:

Benommenheit, Ermüdungserscheinungen, Unmöglichkeit sich zu konzentrieren, Mundgeruch, Reizbarkeit, Aufstoßen, Blähungen, Stimmungsschwankungen, Änderungen in der Regelmäßigkeit des Urinierens, Harndrang und Brennen nach dem Wasserlassen, Depressionen, Gedächtnisschwäche, schmerzhaft geschwollene Gelenke, Blutungen, Stuhlverstopfung, Durchfall, Infektionen des Ohres und so weiter. Diese Liste ist endlos.

Die Hauptabsicht einer Candida-Diät ist es, die Nahrungsmittel zu vermeiden, die Hefepilze gedeihen lassen. Auf der anderen Seite soll man solche Nahrungsmittel zu sich nehmen, die man selbst verträgt, die aber die Hefepilze nicht vertragen. Man glaubt, daß Nahrungsmittel, die die Hefepilzvermehrung begünstigen, einfache Kohlehydrate sind, die fabrikmäßig hergestellt werden. Nahrungsmittel, die am besten das Überhandnehmen der Hefepilze verhindern, sind vermutlich Proteine, Fette und komplexe Kohlehydrate – wie etwa Bohnen, Reis, Roggenprodukte, Gemüse. Will man schnelle Ergebnisse erreichen, um sich umgehend besser zu fühlen, muß man am Anfang einer Candida-Diät sogar die komplexen Kohlehydrate auf ein Minimum begrenzen. Fühlt man sich besser und die hefebedingten Symptome gehen allmählich zurück, kann man die Aufnahme der komplexen Kohlehydrate wieder steigern.

Jedoch sollte man niemals mehr raffinierte Kohlehydrate – wie Zucker, Weißmehl-Produkte oder Süßigkeiten – zu sich nehmen. Macht man es trotzdem, kann das den ganzen Diätplan verderben, und man muß ganz von vorn beginnen.

Glaubt man, auf einige seiner bevorzugten Nahrungsmittel nicht verzichten zu können und beginnt, Entzugssymptome zu zeigen – wie zum Beispiel Depressionen, Angstgefühle und einen Heißhunger auf raffinierte Nahrungsmittel –, sollte man zwei Dinge bedenken: Erstens halten diese Entzugssymptome nicht allzu lange an. Der Körper wird gewöhnlich nach zwei bis vier Wochen sein Verlangen nach Schokolade, Süßigkeiten, Weißbrot, Zucker und anderen raffinierten Produkten einstellen.

Desweiteren ist es eine wohlbekannte Tatsache, die die Werbung für raffinierte Produkte meistens verschweigt, daß raffinierte Produkte schädlich sind und endlose Probleme verursachen können. Schwäche, Müdigkeit, Depressionen und all die anderen Symptome begleiten die Candida-Hefepilze, während natürliche komplexe Kohlehydrate unsere Gesundheit und unser Wohlergehen unterstützen.

Symptome, die durch Candida-Hefepilze hervorgerufen werden, sind denen ähnlich, die durch Darmparasiten, Allergien, Mangel an Nahrungsergänzungsstoffen und Amalgam-Füllungen in den Zähnen hervorgerufen werden. Da die Symptome selten eine einzelne Ursache haben, gibt es eine Menge Überschneidungen. Wir wissen aber, daß Hefepilze hierbei eine entscheidende Rolle spielen. Denn viele Patienten erleben eine dramatische Genesung, wenn man ihre Candida-Hefepilze mit einer Diät und Anti-Candida-Medikamenten unter Kontrolle bringen kann.

Die Medikamente, die gegen die Candida verschrieben werden, sind vergleichsweise harmlos und haben nur geringe Nebenwirkungen. Sie sind sehr effektiv, und bemerkenswerte Gesundungen erfolgen oft in vergleichsweise kurzer Zeit. Jedoch sind sie verschreibungspflichtig, und ohne die Einwilligung eines Arztes kann man sie nicht erhalten. Die Alternative dazu ist der Gebrauch von Heilkräutern. Am besten nimmt man Knoblauch. Um eine schnelle Besserung zu erreichen, sollte man Medikamente drei- bis viermal am Tag einnehmen. Das gleiche gilt für die Heilkräuter. Sie sollten ebenfalls drei- bis viermal am Tag eingenommen werden, und zwar in der Dosis, die man bequem vertragen kann.

Es gibt eine Reihe von Lebensmitteln, die man meiden sollte, falls Candida vermutet wird. Dies sind: Milch, Käse, Weißmehl-Produkte, alle Nahrungsmittel, die Zucker enthalten, alle Fruchtsäfte, wenn sie nicht gerade frisch gepreßt sind, Kaffee, Tee, alle alkoholischen Getränke, getrocknete Früchte (weil sie einen hohen Zuckergehalt haben), Malz und Malzprodukte sowie Soßen, die entweder Zucker oder weißes Mehl enthalten.

Experten empfehlen außerdem, einen unnötigen Gebrauch von Antibiotika zu vermeiden. Antibiotika töten nicht nur gefährliche Bakterien, sondern auch nützliche, die die Hefepilze in Schach halten. Es ist eine wohlbekannte Tatsache, daß sich Hefepilz-Probleme nach Einnahme von Antibiotika – besonders solchen des Breitbandspektrums – verschlimmern.

Die Liste der empfohlenen Nahrungsmittel, die die Gesundheit unterstützen, enthält Fische, Gemüse, Bohnen, Reis, Vollwert-Getreide und Produkte daraus, unbehandelte Nüsse, Fleisch in kleinen Mengen und andere natürliche Nahrungsmittel.

Wie man den Cholesterinspiegel senkt

Cholesterin ist eine wachsartige Chemikalie aus der Familie der Alkohole. Es ist lebenswichtig für den Stoffwechsel, und der Körper kann nicht ohne Cholesterin leben. Cholesterin ist eine wichtige Baukomponente des Gehirns, der myelinhaltigen Häute der Nervenfasern, der Leber, der Nieren und vieler anderer Organstrukturen des Körpers. Wenn der Körper jedoch zuviel Cholesterin aufweist, wird der Überschuß in den Arterien gespeichert und behindert die Blutzirkulation. Das hat eventuell Herz- und Kreislaufkrankheiten zur Folge, wie hohen Blutdruck, Herzbeschwerden und schließlich Herzinfakt.

Mit den Kenntnissen, die wir inzwischen besitzen, ist es ein leichtes, den Cholesterinspiegel im Blut zu senken. Die Forscher stimmen darin überein, daß der Cholesterinspiegel dramatisch absinkt, wenn man Nikotinsäure oder Haferkleie zu sich nimmt. Außerdem sollte man eine Diät mit komplexen Kohlehydraten, Gemüsen und Früchten einhalten, während man Fett und raffinierte Nahrungsmittel auf ein Minimum beschränkt.

Die folgende Geschichte ist typisch für die Ergebnisse, die dieses Programm hervorbringt. Ein Patient, der Schwierigkeiten mit einem zu hohen Cholesterinspiegel und einer Angina pectoris hatte, schreibt:

»Im letzten Sommer warnte mich mein Arzt, der Gesamtheitsmedizin betreibt, aufgrund meines gefährlich hohen Cholesterinspiegels, der zu der Zeit bei 290 angelangt war.

Er sagte mir, daß ich demnächst ein Kandidat für eine Operation am offenen Herzen wäre, wenn ich nicht schleunigst meinen Lebenswandel ändern würde, indem ich mich gesünder ernähre und vermehrt Gymnastik mache. Auf seinen Rat hin wechselte ich zu einer fettarmen, ballaststoffreichen Diät, die meist aus Vollkorn, leicht gekochten Gemüsen und Früchten bestand. Außerdem nahm ich dreimal am Tag 1000 mg Niacin (Nikotinsäure), und aß drei Haferkleie-Brötchen am Tag. Zu meiner Überraschung fiel mein Cholesterinspiegel innerhalb von drei Monaten auf 160, und ich fühlte mich erheblich besser. Als willkommenen Nebeneffekt verlor ich 5 kg Gewicht und habe mehr Energie als früher.«

Obgleich die Nikotinsäure wenige Nebenwirkungen außer dem typischen Niacin-Flush, das heißt, Hitzewallungen und Rötung der Haut, erzeugt, sollte man bei Zweifeln seinen Hausarzt fragen und das Programm unter seiner Aufsicht und Begleitung verfolgen.

Die Chancen, den Niacin-Flush zu vermeiden, sind dadurch zu verbessern, daß man am Anfang nur geringe Mengen von Nikotinsäure einnimmt. Man kann mit 100 mg, und zwar dreimal am Tag, beginnen und die Dosis nach und nach steigern. Das Programm verlangt 3000 mg pro Tag, das heißt 1000 mg zu jeder der drei Mahlzeiten. Ist diese Dosis zu groß und ruft starke Hitzewallungen oder ähnliches hervor, kann sie weiter unterteilt werden (500 mg, aber dann sechsmal am Tag).

Für schnelle und gute Ergebnisse ist zusätzliche Gymnastik wichtig. Wenn die Gymnastik mit der oben beschriebenen Diät kombiniert wird, sind ausgezeichnete Erfolge zu erwarten.

Es ist wichtig, kleine Mahlzeiten einzunehmen

Wir sind mit einem System von drei Mahlzeiten am Tag aufgewachsen. Bei vielen Menschen ist das eine so eingefleischte Gewohnheit, daß es ihnen niemals in den Sinn käme, es gäbe einen besseren Weg. In England durchgeführte Studien zeigten zwei wichtige Dinge:

Der Effekt, den das Essen auf uns selbst hat, beruht weitgehend darauf, wie wir die Mahlzeiten aufteilen.

Für einen Test wurden drei Gruppen eingeteilt. Die erste Gruppe erhielt wie gewohnt drei Mahlzeiten am Tag. Die zweite Gruppe bekam ein großes Mittagsmahl und zwei kleine leichte Mahlzeiten am Morgen und am Abend, und der dritten Gruppe wurden sechs Mahlzeiten am Tag gereicht. Diese wurden in fünf kleine Mahlzeiten und eine etwas größere Mittagsmahlzeit unterteilt. Jede Gruppe aß die gleiche Menge und Art der Speisen. Insgesamt waren es 2000 Kalorien.

Überraschenderweise wurden, als die Studie fertiggestellt war, die besten Ergebnisse von den Angehörigen der dritten Gruppe gemeldet. Sie hatten mehr Energie und fühlten sich allgemein besser. Denn sie zeigten weniger Verdauungsprobleme und hatten abgenommen. Teilnehmer der zweiten Gruppe beschwerten sich über Müdigkeit und Gewichtszunahme, während die Teilnehmer der ersten Gruppe nur wenig Veränderungen bemerkten, was nicht überraschte. Die zwei wichtigsten Schlüsse, die aus dem Experiment gezogen wurden, waren:

1. Weil die Verdauung der Nahrung einen Großteil der Energie verbraucht, ist das Einnehmen von großen Mahlzeiten nicht ratsam. Tatsächlich glaubt man, daß die Verdauung mehr Energie erfordert, als sämtliche anderen Aktivitäten, sogar mehr als die anstrengendsten körperlichen Tätigkeiten. Aus diesem Grund fühlen sich viele Menschen müde und schläfrig, nachdem sie viel gegessen haben.

   Eine kleine Mahlzeit ist viel besser, weil nicht so viel Energie für die Verdauung verlorengeht und dadurch mehr Energie für die Tagesaktivitäten zur Verfügung steht. Kleine Mahlzeiten werden auch schneller verdaut. Aus diesem Grund ist die Chance für die Entstehung von Gärungs- und Fäulnisprozessen geringer.

2. Aus den Ergebnissen war zu schließen, daß der Körper, wenn wir größere Mengen zu uns nehmen, versucht, den Überschuß in Form von Fett anzulagern. Das ist der Grund, weshalb die zweite Gruppe, die die große Mittagsmahlzeit bekam, an Gewicht zunahm, während die Teilnehmer der dritten Gruppe, die sechsmal am Tag aßen, an Gewicht verloren. Man bedenke, daß alle Gruppen die gleiche Menge und Art an Nahrungsmitteln zu sich nahmen.

Die blutzuckersenkende Diät

Wenn der Blutzuckerwert unter den normalen Wert absinkt, nennt man diesen Zustand »Hypoglykämie«. Dies ist ein allgemeines Gesundheitsproblem, das wir wegen eines unnatürlichen Lebensstils bekommen haben und wegen der unnatürlichen raffinierten, vorfabrizierten Nahrung, die wir essen. Die wichtigsten Symptome der Hypoglykämie sind: Kopfschmerzen, Ermüdungserscheinungen, Reizbarkeit, Unfähigkeit, klar zu denken, Konzentrationsschwierigkeiten, schlechtes Gedächtnis, Depressionen und Benommenheit.

Der Körper ist mit einem einfallsreichen Mechanismus ausgestattet, der den Blutzuckerspiegel so dicht wie möglich am Normalwert hält. Steigt der Blutzuckerspiegel nach einer Mahlzeit zu sehr an, sondert die Bauchspeicheldrüse ein Hormon ab, das man Insulin nennt. Das bringt den Blutzuckerspiegel wieder auf die normale Höhe zurück. Wenn der Blutzuckerspiegel zu sehr sinkt, scheiden die Nebennieren das Hormon Adrenalin aus, das dabei hilft, den Blutzuckerspiegel wieder auf die normale Höhe zu bringen.

Solange die Bauchspeicheldrüse und die Nebennieren gesund und kräftig sind, produzieren sie genügend Hormone, um den Blutzuckerspiegel im normalen Bereich zu halten. Werden die Nebennieren jedoch schwach und stellen nicht mehr genügend Adrenalin her, können sie nicht in genügendem Maße den Blutzuckerspiegel anheben, wenn es vom Körper gebraucht wird. Symptome der »Hypoglykämie« treten bald auf. In einigen Fällen sind die Symptome noch verhältnismäßig schwach, so daß sie fälschlicherweise als Gründe für ein anderes Problem angesehen werden könnten. Aber in akuten Fällen können die Symptome sehr heftig werden, und es kann daraus ein ernstliches Problem entstehen. Starke Kopfschmerzen und gelegentliche Ohnmachtsanfälle treten auf. Das sind Ergebnisse eines zu niedrigen Blutzuckerspiegels.

Ein weiteres Symptom für Nebennierenschwäche sind Schwindelgefühle bei zu schnellem Aufstehen. Zu der wichtigsten Funktionen der Nebennieren gehört es, das Herz anzuregen, wenn der Kopf mehr Blutzufuhr benötigt. In einem geringeren Ausmaß gilt dies auch für die übrigen Teile des Körpers. Legt man sich zum Beispiel hin, wird der Herzschlag langsamer, weil es leichter für das Herz ist, genügend Blut in alle Teile des Körpers zu pumpen. Steht man aber auf, muß das Herz schneller und stärker schlagen, um die normale Blutzufuhr zum Kopf und den anderen Körperteilen aufrechtzuhalten. Wenn die Nebennieren schwach sind und in ungenügendem Umfang Adrenalin ausschütten, können sie das Herz nicht genügend anregen. Steht man in diesem Fall aus einer liegenden Position zu schnell auf, beschleunigt das Herz nur ungenügend, und man kann einen Moment der Verwirrung oder des Schwindelgefühls erleben.

Vermutlich ist das Essen von großen Mengen raffinierter Kohlehydrate die Hauptursache für einen niedrigen Blutzuckerspiegel. Das kommt daher, daß sie im Körper leicht in einfachen Zucker umgewandelt werden können und dadurch einen unnatürlichen Anstieg des Blutzuckerspiegels bewirken. Man nimmt an, sie veranlassen die Bauchspeicheldrüse zu Überreaktionen und zur Ausschüttung von zu viel Insulin. Das senkt dann den Blutzuckerspiegel zu rasch. Man rät deshalb Personen, die an den Symptomen der »Hypoglykämie« leiden, raffinierte Kohlehydrate auf ein Minimum zu beschränken und sie durch komplexe Kohlehydrate – wie Bohnen, brauner Reis, Gemüse, Vollkornprodukte – zu ersetzen. Dies hat oft zu guten Resultaten geführt, und die Symptome der »Hypoglykämie« waren bald verschwunden.

Nun macht es der Muskeltest möglich, Patienten viel genauer zu testen. Es ist wahrscheinlich, daß die Symptome der »Hypoglykämie« oft durch Vitamin- und Mineralmangel, Nahrungsmittelallergien, Darmparasiten und Hefepilze verschlimmert werden. Nimmt ein Patient lediglich die Vitamine und Mineralien ein, die der Muskeltest als fehlend anzeigt, fühlt er sich schnell besser, und die Symptome der »Hypoglykämie« verschwinden.

13. Heilkräuter zur Verbesserung der Gesundheit

Man kann davon ausgehen, daß Heilkräuter ein wertvolles Nahrungsmittel für den Körper sind. Sie sind eine ausgezeichnete Quelle für Vitamine und Mineralien und andere wichtige Ergänzungsstoffe, die mit unserer normalen Nahrung nicht in genügender Menge aufgenommen werden (siehe Ergebnisse beim Muskeltest!). Wenn man sie verständig benutzt, haben die Heilkräuter einen wohltätigen Einfluß auf die Gesundheit. Nimmt man sie regelmäßig, wird man sich auf jeden Fall besser fühlen. Die drei Hauptanwendungsgebiete für Heilkräuter sind: (1) Reinigung, (2) Quelle für Nahrungsergänzungsstoffe (Vitamine, Mineralien, Chlorophyll, Faserstoffe usw.), (3) sichere Hausmittel für viele Beschwerden.

Reinigung

Eine der wertvollsten Anwendungen von Heilkräutern besteht in der Reinigung des Verdauungssystems, speziell des Dickdarmes. Wer regelmäßig Heilkräuter einnimmt, wird niemals an Verstopfung, Divertikeln (Ausstülpungen im Darm) oder an irgendeinem anderen Symptom einer schlechten Darmentleerung leiden. Die Kräuter, die üblicherweise zu diesem Zweck benutzt werden, sind Flohsamen, Faulbaum-Rinde, Aloe vera, Wegedorn-Rinde, Ingwerwurzeln, Berberitzen-Rinde, Luzerne, Ulme und andere. Diese Kräuter machen den Dünndarm sowie den Dickdarm geschmeidig und heilen sie und fördern den normalen Verdauungsvorgang. Sie halten außerdem die nötige Masse zusammen. Die folgende Geschichte zeigt, wie effektiv Heilkräuter sind, um den Dickdarm sauber und in Funktion zu halten:

Eine etwa 60 Jahre alte Hausfrau wachte mitten in der Nacht auf. Sie hatte schreckliche Bauchschmerzen und Krämpfe im Unterleib. Im Krankenhaus fand man heraus, daß sich Divertikel (Ausstülpungen in der Darmwand) in ihrem Dickdarm entzündet hatten. Sie waren aufgeplatzt, Brand hatte sich entwickelt, und Bauchfellentzündung hatte eingesetzt. Der Arzt sagte der Patientin, sie könne glücklich sein, noch zu leben. Er erklärte ihr, daß es zu spät gewesen wäre, wenn sie noch ein wenig länger gewartet hätte. Man hätte dann nichts mehr für sie tun können.

Nach ein paar Tagen wurde die Patientin aus dem Krankenhaus entlassen. Aber bald wiederholte sich dasselbe. Noch einmal wurde ihr Leben wunderbarerweise in letzter Minute durch eine Operation gerettet.

Zu diesem Zeitpunkt war der Arzt sehr betroffen und bat die Frau, ihn sofort zu unterrichten, wenn sie einen Verdacht hätte, daß etwas nicht in Ordnung sei. Er befürchtete, die Patientin könne sterben, falls noch ein Divertikel platzen würde.

Bald nach der zweiten Operation hörte die Patientin von Heilkräutern, die den Darm gesund halten und weiteren Problemen vorbeugen. Sie war sehr interessiert und begann, regelmäßig reinigende Kräuter einzunehmen. Sie bemerkte eine deutliche Verbesserung ihrer Verdauung. Blähungen, Gasentwicklungen, Verdauungsstörungen oder Stuhlverstopfungen blieben aus. Sie nahm erheblich ab, und auch ihre Hautfarbe wurde wieder gesünder. Nie mehr hatte die Patientin Probleme mit entzündeten Divertikeln.

Heilkräuter als Träger von Nahrungsergänzungsstoffen

Bei Menschen, die regelmäßig Heilkräuter verwenden, ist stets eine bemerkenswerte allgemeine Verbesserung der Gesundheit zu beobachten. Vermutlich liegt das an dem hohen Anteil an Spurenelementen und Vitaminen, die Heilkräuter aufweisen.

Es gibt zwei Heilkräuter, die grundsätzlich für den täglichen Gebrauch empfohlen werden: Luzerne (Alfalfa) und Schwarzwurz (Beinwurz). Von der Luzerne sagt man, daß sie die reichste Quelle an Spurenelementen darstellt, die die Landwirtschaft erzeugt. Sie enthält wichtige Vitamine, Mineralien, Blattgrün und Fasern, die besonders hilfreich bei Arthritis sein sollen.

Schwarzwurz ist eines der wertvollsten Heilkräuter und wie Luzerne die beste Quelle für Vitamine und Mineralien. Schwarzwurz bewirkt starke Knochen und gesunde Haut. Im Fall von Knochenbrüchen fördert sie das Zusammenwachsen, weil diese Pflanze auch eine ausgezeichnete Quelle für Kalzium und Phosphor ist.

Einige der Beschwerden, von denen berichtet wird, daß sie durch längerfristige Einnahme von Luzerne und Schwarzwurz beseitigt wurden, sind: Allergien, brechende Nägel, trockene Haut, Haarausfall, Ermüdungserscheinungen, Parodontose, Osteoporose, schwache Knochen, Verdauungsstörungen und Arthritis.

In vielen Büchern, die die Verwendung von Heilkräutern beschreiben, wird empfohlen, mit kleinen Dosen zu beginnen und die Dosis allmählich zu steigern. Es gibt immer die Möglichkeit, allergisch gegenüber einigen Kräutern zu sein, obwohl das selten vorkommt.

Beginnt man die Einnahme mit kleinen Dosen, verringert man die Wahrscheinlichkeit einer allergischen Reaktion. Wenn man langsam anfängt, reduziert man auch die Möglichkeit von Verdauungsstörungen. Der Körper erhält so die Möglichkeit, sich an das Heilkraut oder die Kräuter langsam zu gewöhnen.

Kräuter für natürliche Heilungen

Seit Tausenden von Jahren werden Kräuter zu Heilzwecken benutzt. Wahrscheinlich länger als jede andere Therapie. Die Chinesen haben die größten Kenntnisse über Kräuter, von denen sie, wie man annimmt, annähernd zweitausend Sorten benutzen. Unsere Kenntnisse über Kräuter sind dagegen verhältnismäßig begrenzt, aber Heilkräuter erleben eine Wiedergeburt. Mehr und mehr Menschen entdecken die Vorteile der Verwendung von Kräutern bei allgemeinen Gesundheitsproblemen.

Die Nutzung von Heilkräutern geriet zu Beginn unseres Jahrhunderts in Vergessenheit, als die modernen Wunderarzneien populär wurden. Nachdem jetzt die gefährlichen Nebenwirkungen dieser Arzneien bekannt wurden, werden Heilkräuter wieder sehr geschätzt. Sie werden weithin von Ärzten benutzt, die Gesamtkörpermedizin betreiben, und immer mehr Laien lernen etwas über ihre Heilkraft.

Ich beschränke mich an dieser Stelle auf die Vorstellung einiger weniger herkömmlicher Anwendungen der wichtigsten und gebräuchlichsten Heilkräuter.

Aloe vera

Diese Pflanze hat wunderbare heilende, beruhigende und abführende Eigenschaften. Meist wird sie gebraucht, um Menschen mit Stuhlverstopfung zu helfen, und auch dazu, Kratzer, Verbrennungen und Abschürfungen zu beruhigen und zu heilen.

Als Abführmittel ist es unübertroffen. So schreibt zum Beispiel eine Frau mit chronischer Stuhlverstopfung:

»Ich habe seit Jahren an chronischer Stuhlverstopfung gelitten. Es war nicht ungewöhnlich für mich,
daß ich über eine Woche keinen Stuhlgang hatte.
Und selbst dann konnte ich mich nur entleeren,
wenn ich die stärksten mir verschriebenen Abführmittel benutzte. Kapseln mit Aloe vera machten diesem Zustand ein sofortiges Ende. Seitdem ich diese
Kapseln benutze, habe ich keine Probleme mehr mit
Stuhlverstopfung. Es ging mir noch besser, als ich zudem begann, zu jeder Mahlzeit vier oder fünf Luzer-
netabletten und eine Kapsel Psyllium einzunehmen.
Nun habe ich überhaupt keine Probleme mehr mit
Stuhlverstopfung.«

Bei der Dosierung von Aloe-Kapseln und Aloe-vera-Pulver ist
äußerste Vorsicht zu gebrauchen! Nimmt man zuviel davon, sollte man besser nicht zu weit umherstreifen! Am besten nimmt man
anfangs nur eine Kapsel Aloe vera pro Tag. Wenn dies nicht hilft,
kann man die Dosis vorsichtig steigern.
    Aloe-vera-Gel benutzt man hingegen erfolgreich bei Schnitt-
wunden, Verbrennungen, Kratzern oder Hautirritationen. Es lin-
dert die Schmerzen und verhindert Wundinfektionen. Wissenschaftliche Studien haben gezeigt, daß die Heilung mit diesem
Gel beträchtlich schneller vor sich geht und der Patient weniger
Unannehmlichkeiten erleidet. Deshalb ist Aloe vera als Erste-Hil-
fe-Pflanze bekanntgeworden.
    Experten empfehlen, Aloe vera beim Vorliegen einer Schwan-
gerschaft nicht als Abführmittel zu benutzen.
    Benutzt man dieses wirkungsvolle Abführmittel, ohne genau
zu dosieren, kann das gefährlich sein! Auch sollte man das Gel
nicht auf offene Wunden auftragen.
    Industriell hergestelltes Aloe-vera-Gel kann nicht so effektiv
sein, wie es frischgepreßter Aloesaft ist. Daher sollte man zu Hause ein paar Aloe-Pflanzen halten. Sie können im Winter auf der

sonnigen, nach Süden gerichteten Fensterinnenbank gehalten und bei wärmerem Wetter in den Garten gesetzt werden. Für den Gebrauch schneidet man ein Aloeblatt längs auf und drückt das klare Gel über der Wunde aus. Wenn möglich, läßt man die Wunde dann unbedeckt. Aloe wirkt nämlich am besten, wenn die Zufuhr frischer Luft nicht behindert wird.

Bienenpollen

Obwohl Bienenpollen kein Heilkraut an sich sind, werden sie in Kräuterbüchern mitaufgeführt, weil ihr Ursprung kräuterbedingt ist.

Bienenpollen sind stark eiweißhaltig und enthalten viel Vitamine des B-Komplexes sowie andere wichtige Vitamine. Man nimmt an, daß sie bei Ermüdungserscheinungen, Depressionen und Allergien hilfreich sind. Sie haben einen anregenden und verjüngenden Einfluß sowohl auf den Geist als auch auf den Körper. Nimmt man sie regelmäßig ein, können sie helfen, den allgemeinen Gesundheitszustand und das Wohlbefinden zu erhöhen und eine gesteigerte Infektionsabwehr zu bewirken. Mit Honig gemischt sollen sie Bluthochdruck reduzieren.

Alle Fachleute stimmen darin überein, daß es wichtig ist, mit nur sehr kleinen Dosierungen von Bienenpollen zu beginnen und dann langsam die Dosis zu erhöhen.

Cayennepfeffer (Capsicum)

Cayennepfeffer hat einen hohen Vitamin- wie auch Mineraliengehalt und wird für Arthritis, Magengeschwüre, Bluthochdruck und Rheumatismus empfohlen. Außerdem stärkt er das Herz. Cayennepfeffer ist wahrscheinlich ein hervorragendes Mittel zur inneren Desinfektion, und deshalb das Mittel der Wahl bei Fällen von Grippe oder Erkältungen.

Chaparral

Chaparral ist eine immergrüne Hartlaubpflanze, die im Mittelmeerraum als Macchie angetroffen wird, aber auch in Texas und in Kalifornien heimisch ist. Sie hat den Ruf, eines der besten Antibiotika auf Kräuterbasis zu sein und ist ein sehr effektives, schmerzstillendes Mittel. Es heilt die Gewebe, wird für Entzündungen im Bereich der Harnröhre empfohlen, wirkt auf das Lymphgefäßsystem, hilft bei Arthritis und bei verschiedenen Schmerzen. Chaparral enthält viel Kalium, Soda und Eiweißstoffe und ist eine gute Quelle für Spurenelemente.

Löwenzahn

Löwenzahn wächst gewöhnlich auf Wiesen und als Unkraut im Garten. Wenn man einen Stengel knickt, kommt ein weißer Saft heraus. Diesen kann man auf Warzen streichen und trocknen lassen. Wiederholt man den Vorgang einige Tage oder Wochen, sollen die Warzen austrocknen. Man glaubt, daß Löwenzahn schon seit Jahrhunderten als Warzenbeseitigungsmittel in Gebrauch ist.

Ebenso ist Löwenzahn auch ein gutes Nahrungsmittel und kann als Salat gegessen werden. Er ist reich an Soda, Kalzium, Kalium, Vitamin C und Eiweiß, regt wahrscheinlich die Blutzirkulation an, stärkt die Blutgefäße und reinigt das Blut.

Pferde, Kühe und andere Tiere scheinen auf die Heilungsqualitäten von Löwenzahn zu reagieren. Erlaubt man ihnen, frei zu grasen, kann man beobachten, daß sie sich zuerst den Löwenzahn herauspicken und dann erst an das Gras gehen.

Bockshorn- oder Kuhklee

Kuhklee ist ein natürliches Antiseptikum. Es ist fähig, Schleim im Falle von Infektionen der Atemwege aufzulösen, und es wird oft sehr erfolgreich zusammen mit Beinwurz (Schwarzwurz) und Thymian (ein ebenso starkes Kräuter-Antibiotikum) gebraucht.

Knoblauch

Knoblauch ist die Heilpflanze mit der größten Heilwirkung. Er hat starke antibiotische Wirkungen und wird deshalb auch »russisches Penizillin« genannt. Nimmt man ihn in genügend großen Mengen ein, kann er erfolgreich dazu benutzt werden, um Infektionen unter Kontrolle zu bringen. Eine der besten Anwendungen ist der Gebrauch bei Akne. Normalerweise wird als Arznei »Tetracyclin« als Mittel der Wahl empfohlen. Dabei handelt es sich um ein starkes, verschreibungspflichtiges Antibiotikum. Es tötet Bakterien, die die Akne verschlimmern, indem sie örtliche Entzündungen hervorrufen. Obwohl dieses Antibiotikum nicht die Ursachen der Akne beseitigt, kann es doch erhebliche symptomatische Erleichterung hervorrufen.

Erfahrene Heilkräuterkundige glauben, daß die Einnahme von 15 oder mehr Kapseln unbehandelten Knoblauchpulvers am Tag einen besseren Erfolg aufweist als die Einnahme von »Tetracyclin«. Der Knoblauch tötet dabei nicht nur die die Akne begleitenden Bakterien ab, sondern gleichfalls die Bakterien im Darmtrakt, von denen einige Fachleute glauben, daß sie in vielen Fällen die Hauptursache für die Akne sind.

Knoblauch enthält viele Vitamine und Mineralstoffe und hat große Heilwirkung. Oftmals verlieren sich alle Spuren der Akne innerhalb von wenigen Wochen oder Monaten. Außerdem wird Knoblauch die Fähigkeit zugesprochen, den Cholesterinspiegel zu senken, auch für die Abführung von Parasiten im Darmtrakt wird er bestens empfohlen.

Seit Jahrhunderten haben die Chinesen dem Knoblauch verjüngende Wirkungen zugeschrieben und ihn regelmäßig zu sich genommen.

Ginseng

Bei den Chinesen wird Ginseng der König der Heilpflanzen genannt. Sie nehmen an, daß es sich um eine Pflanze handelt, die alles heilt und den Prozeß der Alterung verlangsamt. Ginseng wird für Herz- und Kreislaufprobleme, die Normalisierung des Blutdrucks, Bekämpfung der Arteriosklerose und Senkung des Cholesterinspiegels gebraucht. Er hat einen energieerhöhenden und stärkenden Effekt und hilft dabei, Streß zu überwinden. Speziell wird die Heilpflanze bei mentalen Ermüdungserscheinungen empfohlen. Ginseng hat einen hohen Anteil an Mineralstoffen, Vitamin A und B-Vitaminkomplex.

Seetang

Der Seetang (Kelp) ist eine der besten vorhandenen Quellen für Mineralstoffe. Er hat sowohl einen hohen Jodgehalt als auch einen Gehalt an einigen Vitaminen. Seetang ist speziell für Schilddrüsenerkrankungen zu empfehlen. Wegen seines hohen Mineralgehalts hilft er auch bei Stärkung der Nagelausbildung und verleiht eine gesunde Haut.

Sachverständige glauben, man müsse täglich Seetang einnehmen, um sich eines Optimums an Gesundheit zu erfreuen. Sie behaupten, daß diese Gewohnheit eine generelle Verbesserung der Energie und des allgemeinen Wohlbefindens bewirkt.

Teilweise wirkt Seetang auch bei nervösen Störungen und nervöser Schwäche. Nimmt man ein warmes Bad, das mit Meersalz und Seetangsamen angereichert ist, bewirkt dies ein Öffnen der Poren, und die giftigen Substanzen können aus dem Körper ausgeschwemmt werden.

Süßholzwurzeln

In Süßholzwurzeln (Lakritze) finden sich viele Mineralien und B-Vitamine. Die Verwendung wird speziell bei niedrigem Blutzucker empfohlen. Diese Wurzeln wurden seit Jahrhunderten zur Steigerung der Energie und Ausdauer empfohlen. Man vermutet, daß sie bereits von den römischen Soldaten und in Ägypten benutzt wurden. Die Wurzel hat einen süßen Geschmack und eignet sich sehr gut zum Kauen.

Lobelie

Lobelie nimmt vermutlich die erste Stelle unter den Entspannungsmitteln ein und eignet sich ausgezeichnet, Stauungen zu beseitigen, weil sie schleimiges Material von den Schleimhäuten entfernt. Besonders gebräuchlich ist sie zur Entspannung von bronchialen Krämpfen.

Lobelien werden desweiteren bei Erkältungen, Asthma, Arthritis, Bronchitis, Stauungsproblemen und vielen anderen Gesundheitsbeeinträchtigungen benutzt.

Thymian

Das ist ein starkes Antiseptikum und Stärkungsmittel. Es beseitigt Hautparasiten wie Läuse, Filzläuse ebenso wie es bei Pilzbefall (zum Beispiel Fußpilz) hilft. Außerdem wird Thymian nachgesagt, daß er auch bei der Beseitigung von Darmparasiten hilft.

Die antiseptischen und vorbeugenden Wirkungen des Thymians waren bereits den alten Ägyptern bekannt, die ihn zur Einbalsamierung benutzten.

Die Qualitäten des Thymians als Stärkungsmittel sind schon seit Jahrhunderten bekannt. Schottische Hochländler benutzten ihn, um Mut und Stärke zu gewinnen und Alpträume zu verhindern.

Römische Soldaten badeten in Thymian, um ihre Körper zu kräftigen.

Rinde von weißer Eiche

Diese Rinde hat einen hohen Gehalt an Mineralstoffen und ist ein stark adstringierendes (zusammenziehendes) Mittel. Es wird bei Entzündungen, Schnitten und speziell bei Krampfadern und Hämorrhoiden benutzt. Man weiß, daß Hämorrhoiden sich zusammenziehen und oft innerhalb von Tagen verschwinden, wenn man die Rinde zusammen mit hohen Dosen von Rutin zur Heilung verwendet. Man benutzt sie auch, um Blutungen zu stillen.

14. Verbesserung der Koordination

In diesem Kapitel findet man einige einfache Vorschläge zur Verbesserung der Koordination. Obwohl nur wenige es bemerken, sind doch viele Menschen nicht so gut koordiniert, wie sie eigentlich sein könnten. Das betrifft in einem größeren oder geringeren Ausmaß viele Gesichtspunkte ihres Lebens:

Sie denken weniger klar, sie lesen langsamer, sie sind weniger gelenkig, und alles in allem ist ihr Gesundheitszustand nicht so gut, wie er es sein könnte.

Man hat festgestellt, daß regelmäßige Übungen zur Koordination – wie sie hier erklärt werden – gewöhnlich das Wohlbefinden wesentlich steigern.

Da die rechte Hälfte des Gehirns die linke Seite des Körpers kontrolliert und die linke Hälfte des Gehirns die rechte, gilt:

Will man zum Beispiel seinen linken Arm oder sein linkes Bein bewegen, geht der Befehl von der rechten Hälfte des Gehirns aus. Will man seinen rechten Arm oder sein rechtes Bein bewegen, geht der Befehl von der linken Hälfte des Gehirns aus. Aus diesem Grund müssen die Botschaften von beiden Teilen des Gehirns präzise synchronisiert werden, wenn beide Seiten des Körpers bewegt werden müssen. Beim Gehen müssen beispielsweise beide Seiten des Gehirns wechselweise arbeiten, um die Beine zu veranlassen, sich in der Geschwindigkeit zu bewegen, die man wünscht.

Gehen ist eine einfache Grundform der Bewegung, die die meisten von uns ohne allzuviel Schwierigkeiten ausführen. Komplexere Aktivitäten jedoch sind für viele Menschen nicht so leicht zu bewältigen. Schreibmaschine schreiben ist ein gutes Beispiel dafür. Es erfordert Geschicklichkeit genauso wie eine gute Koordination.

Der Erfolg der Ausübung einer handwerklichen Tätigkeit liegt in der Verbesserung der Koordination. Selbst wenn man eine bestimmte Tätigkeit, die man meistern will, gerade nicht ausübt, wird man darin Fortschritte machen, wenn man lediglich die Koordinationsübungen durchführt, die in diesem Kapitel erklärt werden.

Damit soll nicht gesagt werden, daß keine Praxis erforderlich ist. Am besten ist es sicherlich, sich in einer entsprechenden Tätigkeit zu üben und die Koordinationsübungen zusätzlich auszuführen.

Unter anderem haben sich Koordinationsübungen bei der Abhilfe von Lernschwierigkeiten bei Kindern und Erwachsenen als äußerst hilfreich erwiesen. Es gab sogar Fälle, in denen Schüler jede Hoffnung aufgegeben hatten, jemals Lesen und Schreiben zu lernen. Sie haben diese Fähigkeiten schließlich gemeistert, nachdem sie begonnen hatten, regelmäßige Koordinationsübungen zu machen.

Die Übungen haben auch Menschen, die schon gut koordiniert waren, geholfen, Fähigkeiten zu erlernen, die sie meisterhaft beherrschen wollten, wie zum Beispiel Lesen, Schreiben, Schreibmaschine schreiben oder verschiedene Sportarten. Überraschenderweise hat sich beim Muskeltest herausgestellt, daß nach Koordinationsübungen eine zeitweise Zunahme der Muskelstärke auftritt. Personen, die die Übungen regelmäßig durchführen, verbessern dadurch nicht nur ihre Gesundheit, sondern sie entwickeln auch eine positive Haltung und weisen mehr Energie auf.

Koordinationsübungen wurden zunächst entwickelt, als man feststellte, daß Kinder, die nicht durch die Krabbelphase gegangen waren, häufiger Schwierigkeiten beim Lernen und beim Sport hatten. Man nahm an, daß die Kinder nicht gelernt hatten, die rechte und linke Gehirnhälfte zu koordinieren. Nachdem diese Kinder die Koordinationsübungen einige Zeit ausgeführt hatten, trat eine deutliche Verbesserung ein.

Der Hauptzweck der Koordinationsübungen ist es, ganz bewußt beide Seiten des Gehirns zur gleichen Zeit zu benutzen. Die Übungen sollten langsam ausgeführt werden, und man sollte versuchen, zu jeder Zeit ganz bewußt jede Bewegung durchzuführen. Wenn man sich bewegt, ist es ratsam, zu sich selbst zu sagen: »Nun hebe ich meinen linken Arm und mein rechtes Bein, nun hebe ich meinen rechten Arm und mein linkes Bein« und so weiter.

Auf diese Art benutzt man beide Seiten des Gehirns wechselweise. Bald wird sich eine Verbesserung der Koordination einstellen und konsequenterweise Verbesserungen bei allen Tätigkeiten, die Übung erfordern.

Kleine Kinder und Senioren profitieren am meisten von diesen Übungen.

Übung 1: Bei dieser Übung werden abwechselnd der rechte Arm und das linke Bein und danach der linke Arm und das rechte Bein angehoben, während man so aufrecht wie möglich stehen bleibt. Dabei konzentriert man sich auf jede Bewegung. Man beginnt die Übung langsam, so als wolle man sich aufwärmen. Hat man sich an diese neue Erfahrung gewöhnt, kann man im Tempo etwas zulegen. Wer möchte, kann auch die Augen schließen. Das erleichtert es, den Bewegungen der Arme und Beine im Geiste zu folgen. Am besten ist es, man stellt sich dabei auf die Zehenspitzen. Man sollte versuchen, die Übung 50- bis 100mal zu wiederholen, und zwar mehrmals am Tage. Je öfter man das tut, desto besser werden die Ergebnisse sein.

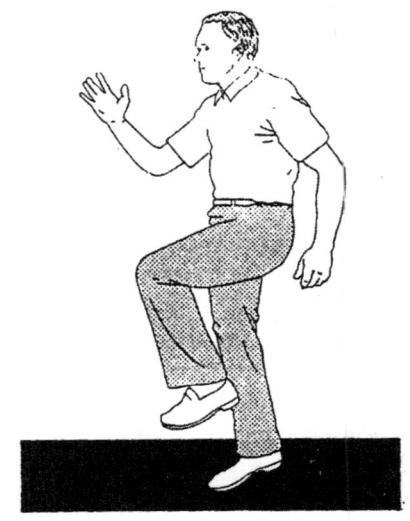

Übung 2: Diese Übung ist der ersten Übung ähnlich. Abweichend davor werden nur die Arme und Beine zur Seite bewegt und nicht nach vorn. Ansonsten gelten die gleichen Regeln: Wenn möglich, sollte man die Augen schließen, sich auf die Bewegungen konzentrieren, auf den Zehen stehen und sich langsam bewegen, um später etwas schneller zu werden.

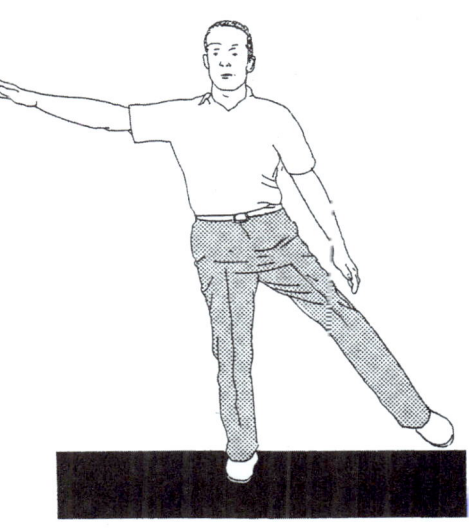

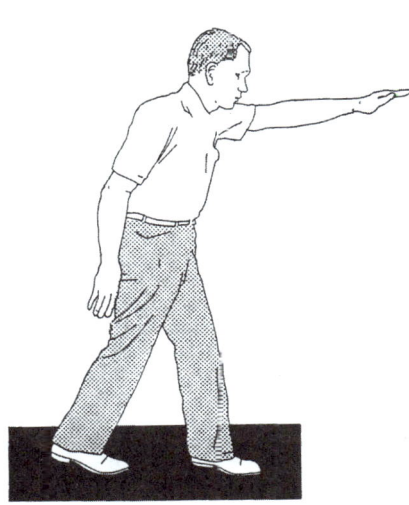

Übung 3: Im Gegensatz zu den ersten beiden Übungen wird der Arm jetzt nach vorne in eine horizontale Position bewegt. Die Beine streckt man nach hinten aus. Man hebt den linken Arm (wie auf dem Bild zu sehen), während man das rechte Bein so weit wie möglich nach hinten streckt, ohne die Hüften zu bewegen. Danach hebt man den rechten Arm in die horizontale Position und streckt

das linke Bein so weit wie möglich nach hinten, ohne die Hüften zu bewegen.

Übung 4: Hier sitzt man entspannt auf einem niedrigen Stuhl oder Hocker. Man hält seine Fingerspitzen – wie im Bild zu sehen – auf die sog. »vorderen Erhöhungen«. Das sind die am weitesten vorstehenden Punkte auf beiden Seiten der Stirn. Man sollte in dieser Position mindestens drei Minuten mit geschlossenen Augen verbleiben. Während der ganzen Zeit hält man die Finger zusammen und stützt die Ellbogen auf den Knien ab. Man sollte sich so weit wie möglich entspannen und bewußt versuchen, »glückliche und positive« Gedanken zu visualisieren. Bewußt sollten alle negativen Gedanken verbannt werden.

Auf den beiden Seiten der Stirn sind wichtige Akupunktur-Punkte angeordnet. Die Chinesen wußten schon seit langer Zeit, daß eine markante entspannende Wirkung auf Körper und Geist eintritt, wenn man diese Punkte – wie oben beschrieben – berührt. Dabei stellt sich nicht nur Entspannung ein. Auch der Konzentration wird geholfen, und die Gehirntätigkeit wird angeregt. Man fühlt eine unmittelbare Verbesserung nach dieser Übung.

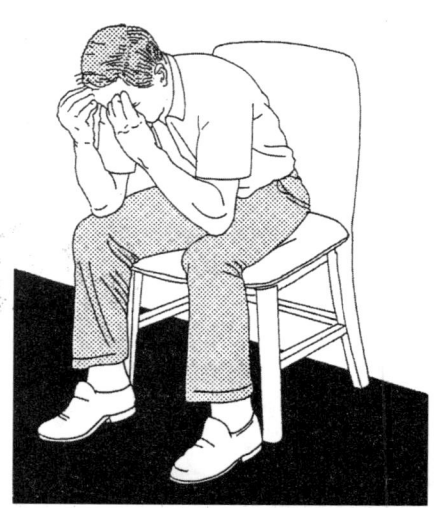

Sie sollte mehrmals am Tag durchgeführt werden, und zwar so oft, wie man ein Verlangen danach hat.

226

Übung 5: Bei dieser Übung hält man die Fingerspitzen der linken Hand auf den Nabel, während man den Daumen und den Zeigefinger der rechten Hand auf beide Seiten des Brustbeins plaziert, und zwar so dicht wie möglich am Schlüsselbein (wie es auf dem Bild zu sehen ist). In dieser Haltung sollte man etwa 30 Sekunden oder länger verbleiben. Wichtige chinesische Akupunkturpunkte sind auf diesem Gebiet gelegen. Berührt man sie – wie oben erklärt –, verbessert das den Energiefluß auf den Körpermeridianen.

Es ist ebenfalls eine wertvolle Koordinationsübung.

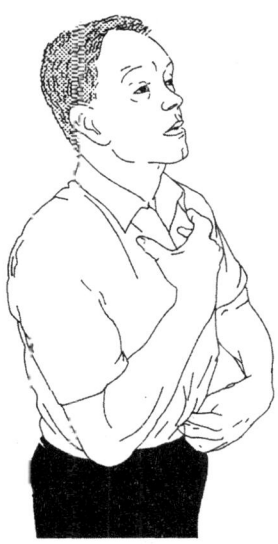

15. Schritt-für-Schritt-Vorgehen und Zusammenfassung

Möchte man einer anderen Person bei der Untersuchung ihres Körpers helfen, ist es äußerst wichtig, einen exakten Plan aufzustellen. Unterläßt man eine solche Aufstellung, könnten sich Fehler einschleichen, oder man könnte wichtige Schritte vergessen. Aus diesem Grund sollte man alle Schritte immer in derselben Reihenfolge ausführen:

1. Ausschaltung von Störfaktoren

Ehe man damit beginnt, eine Person zu testen, sollte man alle Faktoren ausschalten, die auf die Untersuchung störend einwirken können – zum Beispiel Farben, Metalle, Lippenstift, künstliches Licht und andere Faktoren –, weil sie den Energiefluß entlang der Meridiane beeinflussen können.

Sowohl der Testende als auch die zu untersuchende Person sollten alle metallenen Gegenstände vom Körper entfernen – also alle Uhren, Ringe, Münzen, Schuhe, Gürtel, Halsketten, Ohrringe, Haarspangen. Farbige Kleidung sollte mit einem weißen Baumwollumhang abgedeckt werden. Die einzigen Farben, die niemals den Energiefluß entlang der Meridiane stören, sind Weiß und Schwarz. Alle anderen Farben können den Test beeinflussen und damit verhindern, Abweichungen oder andere Probleme erkennen zu können. Gewisse Arten von Licht können dazu führen, daß bestimmte Abweichungen nicht festgestellt werden können. Aus diesem Grund sollten die Untersuchungen bei Tageslicht ausgeführt werden oder elektrisches Licht abgeschaltet werden. Sehr geringes elektrisches Licht, das gerade ausreicht zu erkennen, was man tut, wirkt gewöhnlich nicht störend.

2. Test auf Parasiten

Weist eine Testperson einen Parasitenbefall auf, so müssen die Parasiten beseitigt werden, bevor andere Behandlungen erfolgreich eingesetzt werden können.

Parasiten rufen Schwäche, Ermüdungserscheinungen, schlechte Nahrungsverwertung, Mangelerscheinungen, Verdauungsstörungen, Kopfschmerzen, Rückenschmerzen, Prostatabeschwerden und andere Beschwerden hervor. Sie vergiften das System und sind eine wichtige Ursache für Ernährungsdefizite und die Fehlstellung des Hinterhauptschädelknochens.

Viele Menschen haben auf eine Behandlung eines anderen Problems nicht angesprochen, weil ihr Arzt es versäumte, die Parasiten bei seiner Diagnose in Rechnung zu stellen.

Beim Muskeltest auf Parasiten kann man auf verschiedene Weise vorgehen:

a) Man legt eine Tablette mit Acidophilus (Milchsäure-Bakterien) auf den Körper der Testperson. Reagiert sein Körper darauf, ist dies ein fast sicheres Zeichen für Parasiten im Verdauungstrakt.

   Antibiotika töten nicht nur gefährliche Bakterien ab, sondern zerstören auch notwendige Bakterien des Verdauungstraktes. Daher sollte man die Testperson vor der Untersuchung mit dem Muskeltest fragen, ob sie kürzlich Antibiotika eingenommen habe. Damit geht man sicher, daß eine positive Reaktion auf die Acidophilus-Tabletten nicht durch Antibiotika ausgelöst ist.

b) Hat man keine Acidophilus-Tabletten für den Test zur Verfügung, bittet man die Testperson, die Gegend über der Leber mit den Fingerspitzen zu berühren. Wenn ihr Körper darauf wie gewöhnlich reagiert, weil die Leber entzündet oder überbeansprucht ist, ist dies ein sicheres Zeichen für die Anwesenheit von Parasiten im Darm.

Parasiten vergiften den Körper außerordentlich. Die Leber ist das Organ, das die Entgiftung besorgt und deshalb bei Personen, die Parasiten aufweisen, überbeansprucht.

Ein Test der Leber ist eine der wenigen Situationen, bei der die grüne Farbe störend wirken kann. Grün ist nämlich die Farbe, die die Leber bei der Akupunktur stärkt. Ist die Testperson nun zum Beispiel grün gekleidet oder blickt auf ein grünes Objekt, kann dies die Leber kräftigen. Dann ergibt sich fälschlicherweise keine Reaktion, wenn die Testperson die Lebergegend mit den Fingerspitzen berührt.

Heilkräuter sind das beste Mittel, um den Körper von Parasiten zu reinigen.

Nimmt man vor dem Mittagessen fünf Kapseln Knoblauchpulver und fünf Kapseln Pulver von schwarzen Walnüssen ein, zeigt dies eine gute Wirkung.

Wer den Geschmack oder den Geruch von Knoblauch nicht verträgt, kann auch fünf Kapseln eines Kräutergemisches einnehmen, das Kürbis als Hauptkomponente enthält. Diese Kräuterkombination schmeckt neutral und riecht nicht.

Wie bei Knoblauch und schwarzer Walnuß nimmt man die Kräutermischung am besten kurz vor dem Mittagessen ein. Somit vermeidet man am einfachsten Verdauungsstörungen. Man sollte aber grundsätzlich darauf achten, stets alle Kräuter gleichzeitig einzunehmen.

Schluckt man nur eine oder zwei Kapseln, werden die Parasiten nicht abgetötet.

Um sicherzugehen, daß ein Mittel wirkt, welche Methode man auch immer anwendet, sollte man mindestens drei oder viermal in der Woche etwas gegen Parasiten einnehmen und regelmäßig nachuntersuchen. Hält man sich nicht an die Regel, werden Parasiten sehr bald wieder auftauchen.

3. Test auf Infektionen

Übersieht man bei der Untersuchung mit dem Muskeltest den Test auf mögliche Infektionen, kann es sein, daß alles, was man tut, ohne Wirkung ist.

Eine Virus- oder bakterielle Infektion kann in der Tat alle übrigen Probleme überschatten. Man sollte sich insbesondere daran erinnern, daß Infektionen nicht immer offensichtliche Probleme hervorrufen – wie etwa Niesen, Husten oder Fieber. Die einzigen Beschwerden können Kopfschmerzen, Nackensteife und Verdauungsstörungen sein oder das Wiederauftreten eines Schmerzes oder anderer Probleme, die die Testperson vor kurzem hatte.

Wenn man auf Infektionen hin untersucht, legt man eine Tablette mit tierischem Thymusgewebe auf den Körper. Liegt bei der Testperson eine Infektion vor, erhält man eine positive Reaktion. Die Ursache dafür ist, daß die Thymusdrüse die Hauptabwehr des Körpers gegen Infektionen darstellt. Im Falle einer Infektion ist sie immer geschwächt und überbeansprucht. Daher benötigt der Körper in diesem Zustand Thymusgewebe, weil es den eigenen Thymus stärkt und es leichter macht, die Infektion zu bekämpfen.

Behandelt wird die so festgestellte Infektion, indem zweimal täglich zehn Tabletten mit tierischem Thymus eingenommen werden, bis sich die Infektion gebessert hat. Die Besserung tritt zwischen einem und sieben Tagen ein. Neben Thymustabletten gibt es noch andere wirksame natürliche Antibiotika auf Kräuterbasis, zum Beispiel Knoblauch und Goldener Bärlapp. Die besten Ergebnisse erreicht man zusammen mit Thymustabletten.

Ein weiteres natürliches Antibiotikum ist Vitamin C. Während des Tages muß man aber mindestens 10000 mg Vitamin C einnehmen, damit Erfolge erzielt werden.

Damit Knoblauch als Antibiotikum wirksam wird, sollten mindestens 10 bis 15 Kapseln am Tag eingenommen werden. Wenn es das Verdauungssystem verträgt, sollte man versuchen, fünf Kapseln oder mehr vor jeder Mahlzeit einzunehmen. Wer den Geruch von gewöhnlichem Knoblauch nicht mag, kann auch Knoblauch in geruchsloser Form erhalten. Das reicht bei Infektionen völlig aus, ist aber wenig wirksam bei Parasiten.

Der einfachste und schnellste Weg, Infektionen zu beseitigen, ist jedoch die Anwendung eines großen Kristalls, wie sie in Kapitel 5 beschrieben wird. Der Kristall tötet die Bakterien oder Viren sofort ab. Um Neuansteckungen zu verhindern, sollte man diese Behandlung mehrmals am Tag wiederholen.

4. Korrektur des allgemeinen Schädeldefekts

Es ist unmöglich, den Körper in die Balance zu bringen, wenn man die Fehlstellung des Hinterhauptschädelknochens nicht korrigiert. Diese Fehlstellung verursacht so viel Streß und erschöpft den Körper so sehr, daß keine anderen Maßnahmen gegen verschiedene Symptome wirklich erfolgreich sein können. Vor jeglicher Therapie muß ein vorliegender allgemeiner Schädeldefekt beseitigt sein. Solange der Hinterhauptschädelknochen eine Fehlstellung aufweist, ist es unmöglich, den Körper auf ernährungsbedingte Defizite auszubalancieren. Mängel an Vitaminen und Mineralien treten sonst immer wieder auf, wieviele Einheiten an Mineralien und Vitaminen man auch einnimmt.

5. Test auf ernährungsbedingte Mangelerscheinungen

Viele Symptome lassen sich auf ernährungsbedingte Defizite zurückführen. Im Fall akuter Probleme sollte man eine Person mindestens zweimal am Tag mit dem Muskeltest untersuchen. Mangelerscheinungen können rasch behoben werden.

Wer auf Mangelerscheinungen testet, kann sich eine Menge Zeit sparen, indem er sich an das folgende Schema hält:

I Ein Mangel an Kalzium beruht immer auf einem Mangel an Chrom, Kupfer, Mentmorillonit oder Jod und Pantothen-Säure. Ergibt der Test ein ausreichendes Vorhandensein an Kalzium, kann man als sicher annehmen, daß die Testperson keinen Mangel an oben genannten Substanzen hat. Wird jedoch ein Mangel an Kalzium festgestellt, muß man herausfinden, welches der anderen aufgeführten Elemente auch noch fehlt.

II Ein Mangel an Eisen oder Mangan ist immer das Ergebnis einer schlechten Nahrungsumwandlung, die auf einem Mangel an Lecithin, Vitamin A oder den B-Vitaminen beruht Kann man keinen Mangel an Eisen oder Mangan feststellen, ist davon auszugehen, daß die Testperson auch keinen Mangel an Lecithin oder Vitamin A aufweist. Einige B-Vitamine können jedoch trotzdem fehlen, insbesondere Thiamin (Vitamin B1).

III Wer bei einem Test auf Nebennierensubstanz keine Reaktion zeigt, hat mit Sicherheit keinen Mangel an Chrom, Kupfer, Jod, Pantothen-Säure, Ribonuklein-Säure (RNS) oder Vitamin C.
    Dieser Test ermöglicht es, nicht auf die verschiedenen Mangelzustände an Vitaminen und Mineralien getrennt testen zu müssen.

IV Rutin ist vielleicht der einzige »einzelne« Mangel, da er offensichtlich nicht im Zusammenhang mit anderen Mangelerscheinungen auftritt. Ein Mangel an Rutin hat Schwäche der Blutgefäße zur Folge und ist gewöhnlich die Hauptursache für das Auftreten von Hämorrhoiden, Neigung zu Blutergüssen oder Blutungen, Krampfadern, Kopfschmerzen und Schlaganfall. Letzterer wird durch die Schwäche der Blutgefäße im Gehirn ausgelöst, die auf einem Mangel an Rutin beruht. Ältere Menschen sollten deshalb regelmäßig auf diese wichtige Mangelerscheinung hin untersucht werden.

V Allergien gegen Pollen und Gras sind eine häufige Ursache für Mangelerscheinungen. Die wichtigsten Mangelerscheinungen, die vermutlich durch diese umweltbedingten Allergien ausgelöst werden, sind die von Vitamin A, Lecithin und B-Vitaminen. Weil diese Vitamine eine Herabsetzung von Eisen, Mangan und Kalium zur Folge haben, können sich diese Allergien im Zusammenhang mit Rücken-, Kopf-, Knie-, Handgelenk- und Schulterschmerzen bemerkbar machen.

6. Test auf Nahrungsmittelallergien

Man kann kaum glauben, welchen verheerenden Einfluß Allergien und Überempfindlichkeiten auf den Körper haben können. So spielen sie zum Beispiel eine große Rolle bei der Hervorrufung der unmöglichsten Symptome.

Die Nahrungsmittel, die am häufigsten Allergien auslösen, sind:

alle Arten von Käse, Kaffee und Tee,
Schokolade, Kakao, Bananen, Zucker, Weizen,
homogenisierte und pasteurisierte Milch
und verarbeitete Fette.

Streicht man diese Nahrungsmittel aus dem Speisezettel, kann das oft zu markanten Verbesserungen der Gesundheit führen.

7. Test auf Empfindlichkeit gegen Schmuck, Kosmetika und Teile der Kleidung

Der Muskeltest hat gezeigt, daß die meisten Uhren, Ohrringe und anderen Schmuckstücke Nickel enthalten – eines der giftigsten Metalle überhaupt.

Wenn man bedenkt, daß viele Menschen irgendwelche Gegenstände, die aus Nickelverbindungen hergestellt sind, an ihrem Körper tragen, ist es ein Wunder, wenn sie nicht schon in frühem Alter von Krebs befallen werden. Nickel wird nämlich, wie schon erwähnt, bei Tierversuchen erfolgreich eingesetzt, um bösartige Tumore hervorzurufen.

Viele Frauen zeigen eine Überempfindlichkeit gegen den Lippenstift, den sie benutzen. Manchmal reicht es schon, einen anderen Lippenstift zu verwenden, um sich wieder wohl zu fühlen.

Allergieerscheinungen gibt es auch gegen Druckerschwärze (zum Beispiel bei Menschen, die in einer Druckerei arbeiten oder den ganzen Tag mit Zeitungen umgehen).

Betroffene leiden dabei vor allem an Kopfschmerzen, Schwindelgefühlen, Schwächeanfällen, Muskelzuckungen und anderen Symptomen.

8. Test auf Allergien gegen Zahnersatz

Der entsprechende Test kann mit homöopathischen Mitteln durchgeführt werden, oder man kann die Testperson bitten, die Stelle über jedem Zahn mit der Fingerspitze zu berühren, während man die Reaktionen mit dem Muskeltest kontrolliert. Reaktionen werden auftreten, wenn die Testperson ihren Finger über entzündete, infizierte Zahnfleischstellen hält sowie über Füllungen mit Amalgam, über Kronen, die toxische Metalle (speziell Nickel) enthalten, oder über anderen Zahnersatz, der giftig auf den Körper einwirkt.

In den meisten Fällen kann ein deutlicher Rückgang der Allergien eintreten, wenn man die Mangelerscheinungen korrigiert, beim allgemeinen Schädeldefekt den Hinterhauptschädelknochen ausrichtet und die Parasiten ausschaltet.

Man hat mit den in diesem Buch beschriebenen Methoden zur Ausbalancierung des Körpers größere Chancen, eine Genesung herbeizuführen als mit allen anderen Ansätzen. Es sollten daher immer so viele Faktoren wie möglich ausgeschaltet werden, die den Energiefluß entlang der Meridiane stören.

Fallbeispiele für den Erfolg des Muskeltests

Die folgenden Briefauszüge von Personen, die den Muskeltest erfolgreich angewendet haben, sind eingefügt worden, um zu ermutigen, den Muskeltest und die Techniken zur Ausbalancierung des Körpers zu erlernen. Dadurch kann man sich selbst und seine Familienmitglieder von den üblichen Gesundheitsproblemen befreien. Man wird bemerken, daß die Autoren dieser Briefe an einem breiten Spektrum von Symptomen gelitten haben, aber die Behandlung war immer die gleiche:

Die einzige Bemühung bestand stets darin, so viele Faktoren wie möglich, die störend auf den normalen Energiefluß einwirkten, auszuschalten.

Daraufhin wurden viele Menschen sofort gesund, sogar dann, wenn herkömmliche Behandlungsmethoden versagten und wenig Hoffnung auf Genesung bestanden hatte.

1. »Vor drei Jahren habe ich mir den Rücken bei der Arbeit verletzt, als ich schwere Kisten anhob. Der Betriebsarzt, zu dem ich geschickt wurde, gab mir schmerzstillende Medikamente und Mittel zur Muskelentspannung. Außerdem überwies er mich an einen Physiotherapeuten. Sechs Monate konnte ich nicht arbeiten, und es zeigte sich trotz Behandlung keine Bes-

serung. Deshalb wurde eine Röntgenuntersuchung und eine Kernspintomographie gemacht; aber die Ergebnisse waren nicht überzeugend. Niemand schien tatsächlich zu wissen, was mir fehlte. Ich wurde an einen Neurochirurgen überwiesen, der mir mitteilte, ich solle mich am Rücken operieren lassen. Das habe ich allerdings abgelehnt, weil es keine Garantie gab, daß mir die Operation helfen würde. So war ich weitere zweieinhalb Jahre arbeitsunfähig; drei Jahre im ganzen. Ich erhielt nur ein Rehabilitationsprogramm, um ein neues Handwerk zu erlernen, bei dem ich meinen Rücken nicht so strapazieren mußte.

Die Rückenschmerzen aber blieben, und ich hatte mich an den Gedanken gewöhnt, daß ich mit meinen Schmerzen und meiner Arbeitsunfähigkeit zu leben habe.

In diesem Stadium ging ich schließlich zu einem Arzt, der den Muskeltest anwandte, um herauszufinden, was seinen Patienten fehlte. Ich sage ›schließlich‹, weil eine meiner Freundinnen, die von diesem Arzt erfolgreich behandelt worden war, lange Zeit versucht hatte, mich zu bewegen, ihn aufzusuchen. Ich war jedoch in der Zwischenzeit bei so vielen Ärzten gewesen, daß ich verständlicherweise keine Notiz davon nahm, was meine Freundin über den natürlichen Ansatz ihres Arztes erzählte. Ich dachte mir: ›Der ist wahrscheinlich nur ein weiterer Quacksalber, und er wird mir auch nichts Gutes tun.‹ Vor ein paar Monaten jedoch begleitete ich meine Freundin zu ihrem Arzt. Zu meinem Erstaunen sagte er mir nach dem Test, daß ich eine gute Chance hätte, bald wieder gesund zu werden. Er gab mir einige Mineralien und Heilkräuter zum Einnehmen. Zudem machte er einige einfache Ausrichtungen, von denen ich dachte, sie seien ziemlich nutzlos, weil sie keine sofortige Veränderung zu bewirken schienen. Am folgenden Tag fühlte ich mich, als ob mich eine Dampfwalze überfahren hätte. Ich sagte zu mir: ›Was in aller Welt hat dieser Quacksalber nur mit mir gemacht, daß es mir so viel schlechter geht. Ich hätte ihn nie aufsuchen sollen.‹

Doch als ich am nächsten Tag erwachte, konnte ich es kaum glauben: Alle meine Schmerzen waren verschwunden. Seitdem sind sie nie mehr wiedergekommen.

Nach wie vor nehme ich regelmäßig Heilkräuter und Vitamine. Ich habe Bedenken, damit aufzuhören, weil dann womöglich meine Schmerzen zurückkehren. Seit meiner Heilung danke ich Gott jeden Tag für den Muskeltest. Ohne ihn hätte wahrscheinlich niemand herausgefunden, was mir fehlte. Ich versuche sogar selbst, den Muskeltest zu erlernen.«

2. »Nachdem ich zehn Jahre verheiratet war und sieben Fehlgeburten hatte, hatte ich alle Hoffnung verloren, eigene Kinder zu haben. Die Ärzte, an die ich mich wandte, schienen nicht zu wissen, was mir fehlte und waren unfähig zu helfen. Nur durch dem Muskeltest wurden die wahren Ursachen meiner Probleme entdeckt. Ich habe nun zwei gesunde, normale Jungen.«

3. »Ich hatte alle Hoffnung aufgegeben, jemals ein eigenes Kind zu haben. Ich war 11 Jahre verheiratet und 37 Jahre alt. Keiner der Ärzte, zu denen ich ging, schien eine Idee davon zu haben, was sie für mich tun könnten. Ihre Empfehlungen waren keine Hilfe. Der wahre Grund meiner Probleme wurde erst mit dem Muskeltest korrekt diagnostiziert. Als ich den Empfehlungen der Person folgte, die mich mit dem Muskeltest untersuchte, ging es mir bald besser, und innerhalb eines Jahres wurde ich von einem gesunden Jungen entbunden. Wie schade, daß reguläre Ärzte zu stolz sind, diese einfache Methode für die Diagnose zu benutzen. Sie ist oft so viel genauer.«

4. »Vor vier Monaten traten an der Rückseite meines linken Beines starke Schmerzen auf. Mein Chiropraktiker sagte, daß ich einen entzündeten Ischiasnerv hätte. Doch da er mir nicht helfen konnte, schickte er mich zu einem Neurochirurgen. Es sollte eine Computertomographie gemacht werden, doch ich geriet in Panik, als man mich in die Röhre steckte. Ich wurde hysterisch und schrie wie am Spieß. Die medizinischen Assistenten mußten mich herauslassen, ehe sie die Maschine anschalten konnten. Der Schmerz wurde immer schlimmer. Ich konnte kaum noch laufen. Dann versuchte ich es mit einer Massagetherapie. Die Masseuse erzählte mir dabei, welchen Erfolg sie selbst mit dem Muskeltest und Mangan gehabt habe. Nachdem ich daraufhin dieses Mineral ausprobierte, ging es mir bald besser.

Nun nehme ich einfach erhöhte Dosen von Vitaminen und Mineralien zusammen mit Heilkräutern, und ich habe keine Schmerzen mehr. Es ist schwer zu glauben, daß so etwas helfen kann, aber es hilft tatsächlich. Es ist jedoch nötig, mit dem Muskeltest untersucht zu werden, um herauszufinden, was man wirklich braucht.«

5. »Vor sieben Jahren hörte ich zum erstenmal vom Muskeltest. Ich war interessiert daran, welche ernährungsbedingten Mangelerscheinungen ich hatte. Das war der Hauptgrund dafür, daß ich erlernte, ihn selbst zu benutzen. Indem ich Vitamine und Mineralien einnehme, deren Mangel der Muskeltest anzeigt, ist es mir möglich, Probleme zu vermeiden oder zu beseitigen, derer Ursachen ich vorher nicht verstanden habe. Wenn ich es nicht selbst erlebt hätte, hätte ich nicht geglaubt, daß lediglich geringe ernährungsbedingte Mangelerscheinungen so schlimme Symptome hervorbringen könnten.

Ich fühle mich oft völlig ausgelaugt und ganz unfähig zu funktionieren, nur wegen einer einzigen geringen Mangelerscheinung. Nehme ich dann die Ergänzungsstoffe ein, die der Muskeltest »vorschlägt«, ist die Besserung oft ganz erstaunlich: Ich fühle mich wieder obenauf, entweder sofort oder nach ganz kurzer Zeit.

Der Muskeltest hat mir mehr geholfen als alles andere. Er scheint nicht nur genau zu sein, sondern auch fehlerfrei.«

6. »Ich ging mehrere Male im Monat zu einem Chiropraktiker, weil ich chronische Schmerzen im unteren Rückenbereich hatte. Nachdem ich jetzt den Gebrauch des Muskeltests selbst erlernt habe, brauche ich kaum noch seine Hilfe. Meine Frau testet mich täglich, ehe ich zur Arbeit gehe, auf Mangelerscheinungen, und ich nehme dann ein, was der Muskeltest anzeigt. Dadurch bekomme ich alle meine Rückenprobleme in den Griff. Der Muskeltest hat mir viel Geld gespart sowie eine Menge Schmerzen und Frustrationen.«

7. »Meine Tochter litt als Teenager an chronischer Akne, die nicht weichen wollte, egal, was man daran tat. Die Arzneien, die von Dermatologen verschrieben wurden, halfen nur zeitweilig. Setzte man sie jedoch ab, flammte die Akne wieder auf. Ich weiß nicht, ob wir jemals die Ursachen ihrer Akne oder ein Heilmittel dagegen aufgespürt hätten, wenn es den Muskeltest nicht geben würde. Er zeigte an, daß sie Parasiten hatte und außerdem allergisch gegen gewisse Lebensmittel war. Nachdem sie Heilkräuter gegen die Parasiten eingenommen hatte und Nahrungsmittel vermied, auf die sie empfindlich reagierte, ging die Akne zurück. Seitdem ist sie nicht mehr aufgetreten.«

8. »Mein zehnjähriger Sohn war hyperaktiv und hatte Schwierigkeiten, sich zu konzentrieren. Er war schlecht in der Schule und mußte deshalb eine Spezialklasse besuchen. Sein Verhalten war eine Quelle ständiger Sorge für mich. Ich sorgte mich

sehr um seine Zukunft. Auch zu Hause gab es Probleme: Er war unordentlich, laut, und man konnte nur schwer mit ihm auskommen. Ein Arzt setzte ihn auf Beruhigungsmittel. Sie halfen ein wenig, aber sie machten ihn schläfrig und gleichgültig. Ich hatte zudem Bedenken wegen der Nebenwirkungen bei Langzeiteinnahme.

Es wäre sicherlich niemals eine Lösung gefunden worden, wenn es den Muskeltest nicht gegeben hätte. Diese Methode zeigte, daß mein Sohn Darmparasiten hatte und allergisch gegen Weizen- und Milchprodukte war. Nachdem er Heilkräuter gegen die Parasiten einnahm und auf die Lebensmittel verzichtete, gegen die er allergisch war, wurde mein Sohn ein anderer Mensch. Seine Hyperaktivität hörte auf, und er bekam auf erstaunliche Weise bessere Zensuren in der Schule. Er konnte wieder eine reguläre Klasse besuchen, und es geht ihm seitdem wieder gut.«

9. »Mein Junge wurde als Kleinkind in den ersten fünf Jahren von unzähligen Gesundheitsproblemen heimgesucht. Er war hyperaktiv, hatte Durchfall, Koliken, wiederkehrende Erkältungen, Infektionen aller Art, besonders am Ohr. Sein Hals war dauernd geschwollen, ebenso wie seine Backen. Er fieberte und war leicht erregbar. Der Arzt verschrieb Änderungen in den Ernähungsgewohnheiten und Antibiotika. Er sagte, man müsse Schläuche in beide Ohren führen, wenn sich sein Zustand nicht ändern würde. Kurz bevor dies durchgeführt werden sollte, traf ich glücklicherweise einen Arzt, der mit natürlichen Methoden arbeitete und den Muskeltest anwandte. Diese Methode zeigte, daß mein Sohn Darmparasiten hatte und allergisch auf Weizen- und Milchprodukte reagierte. Als ich seinen Ernährungsplan entsprechend änderte und man Heilkräuter einsetzte, um seine Parasiten loszuwerden, besserten sich alle seine chronischen Gesundheitsprobleme.«

10. »Vor fünf Jahren wurde ich ungewöhnlich schwach. Ich fühlte mich immer müde, sogar nachdem ich geschlafen hatte. Ich wachte oftmals zerschlagener auf, als ich zu Bett gegangen war. Mein Arzt stellte ein chronisches Schwächesyndrom fest. Als es nicht besser wurde, schickte er mich zu weiteren Untersuchungen. Aber die Tests waren alle negativ und gaben keinen Hinweis auf die Ursache meiner chronischen Schwäche. Nach zwei Jahren wurde die Schwäche so überwältigend, daß ich die meiste Zeit im Bett bleiben mußte. Ich mußte meine Arbeit aufgeben und war ein ganzes Jahr arbeitsunfähig. Außerdem gab ich mein Appartment in der Stadt auf und lebte fortan bei meiner Mutter.

Hier hörte ich von einem Arzt, der holistische Methoden anwandte und bereits anderen Patienten geholfen hatte, die auch an chronischen Schwächezuständen gelitten hatten. Ich suchte ihn auf, und er erkannte mit Hilfe des Muskeltests, daß ich eine Virusinfektion hatte, die als Epstein Barr Virus bekannt ist. Ferner hatte ich Darmparasiten. Ich nahm die homöopathischen Mittel ein, die er mir gegen die Darmparasiten und gegen das Virus verschrieben hatte. Bald fühlte ich mich besser, und innerhalb von drei Monaten konnte ich wieder zur Arbeit gehen. Ich danke Gott für den Muskeltest. Ohne diese Methode wäre es nicht möglich gewesen herauszufinden, was mir fehlte.«

11. »Ich litt über drei Jahre lang an schmerzhaften Hämorrhoiden, weichem blutenden Zahnfleisch und Beinschmerzen, die durch Krampfadern verursacht wurden. Mein Arzt riet mir zu einer Entfernung der Hämorrhoiden. Aber ich gab meine Zustimmung nicht, da eine Operation ja nur das Symptom beseitigt, während die Ursache des Problems unverändert erhalten bleibt. Die Lösung, um die ich gebeten hatte, kam, als ich einen Vortrag über den Muskeltest besuchte. Der Redner erklärte, daß diese Methode sehr genau dazu benutzt

werden könne, ernährungsbedingte Mangelerscheinungen aufzudecken. Er sagte mir, meine Symptome könnten möglicherweise durch einen Mangel an Rutin verursacht sein. Als ich die Menge an Vitamin B einnahm, die der Muskeltest angezeigt hatte, verschwanden meine Symptome sehr bald. Innerhalb einer Woche war mein Zahnfleisch abgeheilt, und meine Hämorrhoiden waren verschwunden. Mein Ehemann und ich haben danach den Gebrauch des Muskeltests erlernt und können uns nun gegenseitig auf ernährungsbedingte Mangelerscheinungen und andere Probleme testen. Als Ergebnis dessen, was wir lernten, genießen wir eine wundervolle Verbesserung unserer Gesundheit und unseres allgemeinen Wohlbefindens. Wenn ich könnte, würde ich am liebsten jedem den Muskeltest beibringen. Erlernt man diese Methode, ändert sich das Leben zum Besseren.«

12. »Ich litt über mehrere Jahre an Kopfschmerzen. Es war nicht unüblich, vier oder fünf Migräneanfälle pro Woche zu haben. Ich schluckte so viele Aspirintabletten, daß ich dadurch laufend Magenschmerzen hatte und befürchten mußte, ein Magengeschwür heranzuzüchten. Von vielen Ärzten, Allgemeinmedizinern, Chiropraktikern, auch Naturheilärzten bekam ich eine Menge Ratschläge, Sympathiebezeugungen und Rechnungen – aber keine Hilfe.

Erst als der Muskeltest angewandt wurde, wurde die Ursache meiner Kopfschmerzen endlich aufgedeckt. Er zeigte Darmparasiten an sowie einen Mangel an Vitaminen und Mineralien und eine Allergie auf einige Nahrungsmittel. Als diese Probleme korrigiert wurden, hörten die Kopfschmerzen für immer auf. Wenn es den Muskeltest nicht gäbe, würde ich heute noch leiden. Jeder sollte lernen, wie man diese einfache und leichte Methode gebraucht. Es kann unter Umständen der einzige Weg sein, um die Ursachen der Gesundheitsprobleme mancher Menschen aufzudecken.«

13. »Während eines Urlaubs auf Hawaii bekam ich folternde Schmerzen in der rechten Brustseite oberhalb der Leber und der Gallenblase. Der Schmerz strahlte in meinen Rücken aus und verursachte mir so viel Qualen, daß ich weder Schlaf finden konnte noch eine bequeme Lage, in der ich etwas Entlastung spüren konnte. Der Flug zurück nach San Franzisko war ein Alptraum. Jede Bewegung verursachte erhebliche Schmerzen, die in meinen Oberkörper ausstrahlten und sogar das Atmen erschwerten.

Als ich nach Hause kam, war ein Besuch bei meiner Ärztin das erste, was ich unternahm. Sie war sicher, ich hätte eine Gallenblasenattacke und eine Operation sei die einzige Möglichkeit, um herauszufinden, was mir fehle. Die Aussicht auf eine Operation hätte mich normalerweise entsetzt. Aber ich hatte so große Schmerzen, daß es mir gleichgültig war, was mit mir geschah. Ich wünschte mir nur, von meinen Schmerzen befreit zu werden. Als ich in dieser Nacht nach Hause ging, besuchte mich eine Freundin, die gelernt hatte, mit dem Muskeltest umzugehen. Sie erklärte mir den Vorgang und untersuchte mich auf ernährungsbedingte Mangelerscheinungen. Der Test zeigte, daß ich zu wenig Mangan und B-Vitamine hatte. Nachdem ich die genaue Menge einnahm, die der Muskeltest anzeigte, begann ich einige Entlastung von meinen Schmerzen zu spüren. Meine Freundin checkte mich drei Stunden später noch einmal durch und stellte eine geringe Änderung der Mangelerscheinungen fest. Wieder nahm ich genau die Menge an Vitaminen und Mineralien, die der Test angezeigt hatte.

Am nächsten Morgen war ich völlig schmerzfrei; übriggeblieben war nur noch eine leichte örtliche Empfindlichkeit. Jubelnd habe ich meine Ärztin angerufen, um ihr die freudige Mitteilung zu machen. Sie schien mein Glück nicht zu teilen, und vermutete, meine Schmerzen wären vielleicht nur durch Gase hervorgerufen worden. Ich persönlich denke, daß der

Muskeltest das beste auf dieser Welt ist. Er macht es uns zum erstenmal möglich, ganz genau herauszufinden, warum es uns schlecht geht, ohne viele unnötige Untersuchungen erleiden zu müssen, die die wahren Ursachen unserer Probleme nicht aufdecken.«

16. Jetzt können auch wir uns dauernd gesund fühlen

Nachdem wir nun verstehen, den Körper auszubalancieren – auf eine Art und Weise, die der im alten China gebräuchlichen nahekommt –, haben wir beste Aussichten, mit vielen unserer Gesundheitsprobleme fertig zu werden. Der Arzt der Zukunft kann sehr gut einer sein, der wie die alten Chinesen die Gesundheit seiner Patienten schützt. Er muß nicht mehr gezwungen sein, sich erst mit Krankheiten zu beschäftigen, nachdem sie bereits ausgebrochen sind. Sein Hauptaugenmerk wird darauf gerichtet sein, seine Patienten zu unterweisen, auf die Zeichen der Unausgeglichenheit zu achten, ehe sich größere Schäden entwickeln.

Die meiste Verantwortung für das Gesundsein muß man immer selbst tragen. Nimmt man die Anstrengung auf sich, etwas über die Gesundheit zu lernen, muß man ein klares Verständnis dafür entwickeln, was man tun kann, und ob man willens ist, dem Rat des Arztes zu folgen. Nur so kann man sich die meiste Zeit seiner Gesundheit erfreuen. Wer jedoch mit gesundheitszerstörenden Angewohnheiten unserer modernen Zivilisation fortfährt, wird früher oder später den Tribut in Gestalt einer schlechten Gesundheit bezahlen müssen.

Wie man in diesem Buch gesehen hat, sind die meisten üblichen Gesundheitsprobleme mit einer Störung des normalen Energieflusses im Körper zu erklären. Wenn man die Ausführungen in den entsprechenden Kapiteln sorgfältig gelesen hat, wird man sich der verschiedenen Faktoren erinnern, die den Energiefluß beeinträchtigen. Aus Gründen der Übersichtlichkeit werden die wichtigsten noch einmal aufgezählt:

a) Fehlstellungen der Schädelknochen und/oder des Atlaswirbels

246

b) Schlechte Haltung und Schwäche der Rückenmuskeln
c) Fehlstellungen der Füße
d) Mangel an Vitaminen und Spurenelementen
e) Allergien
f) Industriell verarbeitete devitalisierte Lebensmittel
g) Parasiten und Pilze, besonders Candida
h) Zahnfüllungen aus toxischen Materialien, speziell Amalgam und Nickel
i) Übertriebener Gebrauch von intensivfarbiger Kleidung in einer einzigen Farbe
j) Negative Gedanken
k) Alle Metalle – beispielsweise in Schmuck, Kosmetika, Gürtelschnallen und ähnlichen Gegenständen

Wer es sich zur Gewohnheit macht, seinen Körper in der Balance zu halten, indem er regelmäßig Gymnastik betreibt und den Gesundheitsregeln folgt, die in diesem Buch beschrieben werden, sollte nie mehr Krankheiten haben. Ich habe so viele Menschen gesehen, die sich erholten und sich einer besseren Gesundheit erfreuten als je zuvor, nachdem ihre Körper ausbalanciert waren.

Positives Denken ist wichtig

Man sollte niemals außer acht lassen, welche große Rolle die rechten Denkgewohnheiten und die Kraft des Geistes bei der Heilung spielen. Es ist eine weithin anerkannte Tatsache, daß positive Gefühle – Glaube, Liebe, Hoffnung, Vergebung, Anerkennung und Glücklichsein – die Gesundheit in außergewöhnlichem Maße beeinflussen können, ja sie können sogar das Immunsystem anregen. Einige Fachleute glauben sogar, daß Krebspatienten, bei denen eine unerklärbare Rückbildung der Symptome eintritt, dies einer Verbesserung ihrer geistigen Haltung zu verdanken haben.

Jeder Gedanke, den wir denken, beeinflußt die Funktion des Nervensystems, die Drüsen, die Zellen und jedes Körperorgan. Die gesündesten Menschen sind auffallenderweise immer die, die eine heitere Gemütsart aufweisen, deren Blickpunkt auf die Hilfe anderer und deren Glück und Erfüllung gerichtet ist, statt auf egoistische Sorge um das eigene Fortkommen.

Glückliche Menschen lassen sich gewöhnlich nicht zu Ärger und Kleinlichkeit hinreißen. Die Kraft ihres Gemütes nutzen sie zur Aufrechterhaltung des Gleichgewichts. Sie hegen keinen Groll über Ereignisse der Vergangenheit, weil ihre Energie darauf gerichtet ist, das Beste aus der Gegenwart herauszuholen. Sie sind relativ frei von Feindseligkeit und Reizbarkeit, weil sie ihre negativen Gedanken und Gefühle beherrschen.

Mit anderen Worten: Hält man weiterhin an einer negativen Denkweise fest, und richtet seine Aufmerksamkeit auf die Krankheit statt auf die Gesundheit, kann alles, was in diesem Buch empfohlen wurde, »für die Katz« sein. Negative Gedanken können oft buchstäblich alles zerstören, was man an positiven Aktivitäten aufgebaut hat.

Gesundheit beruht auch darauf, daß man sich lohnende Ziele setzt. Ist man beschäftigt, bleibt man gesund. Wenn man aber nichts mehr hat, für das es sich lohnt zu leben, spürt das der Körper und hört auf, wirkungsvoll zu funktionieren. Manche Menschen leben nach ihrem Eintritt ins Rentenalter deshalb nicht mehr lange, weil sie sich nicht nur von ihrer Arbeit zurückziehen, sondern auch vom Leben selbst. Sie haben es versäumt, sich neue Interessen und Ziele zu setzen.

Gesund zu bleiben und zu versuchen, sich auf jede Art und Weise zu vervollkommnen, ist in sich selbst schon ein lohnendes Ziel. Nur wenige von uns schöpfen ihr volles Potential aus. Wenn man Selbstdisziplin übt und sorgfältig darauf achtet, was man ißt und wie man Gymnastik treibt, kommt das nicht nur dem Körper zugute, sondern auch dem Geist und der Seele. Man wird nicht nur gesünder, sondern auch seelisch zufriedener.

Der Körper ist bestens ausgestattet, und er paßt sich an die verschiedensten Lebensumstände an. Arbeiten wir an ihm mit Tapferkeit und Beharrlichkeit, können wir unsere gottgegebenen Talente zu einem erstaunlichen Grad ausweiten.

Zusätzlich zu den ganz persönlichen Zielen, sollte man sich vornehmen, sich für wichtige Themen einzusetzen, von denen Mitmenschen oder die menschliche Gemeinschaft allgemein profitieren.

Schon das Lesen dieser kurzen Abhandlung über die Wichtigkeit positiver Gedanken macht es möglich, einen positiven Einfluß auf das Leben und seine Anforderungen zu nehmen. Man sollte sich angewöhnen, Bücher zu lesen, die positive Gedanken entwickeln und seelische Kräfte aufbauen. Natürlich ist das bei weitem beste dieser Bücher die Bibel. Gottes Liebesbrief an seine Kinder. ER erzählt uns von SEINER LIEBE für uns und SEINE Bereitschaft, allen zu vergeben, die IHN darum bitten, ohne Rücksicht darauf, wie schwer unsere Verfehlungen sein mögen. ER lädt uns ein, unser Leben SEINER Fürsorge anzuvertrauen und erlaubt uns, IHN demütig zu bitten, unsere Unvollkommenheit von uns zu nehmen.

Man soll sich nicht wegen Rückschlägen im Leben »unterkriegen« lassen. Niedergeschlagenheit ist ein ganz egoistisches Gefühl. Es dient keinem positiven Zweck, wenn man über den Mangel an Geld, Gesundheit und andere unglückliche Umstände zu brüten pflegt. Der kleinste Akt an Freundlichkeit ist mehr wert als alles Geld der Welt. Das Evangelium sagt uns: »Wenn Du nichts anderes tust, als jemandem Wasser zu geben, der es braucht, wirst Du Deiner Belohnung nicht entgehen.« Man kann sein Geld und seinen Besitz nach dem Tod nicht mitnehmen, aber man wird auf den Händen derjenigen in den Himmel getragen, denen man im Leben geholfen hat.

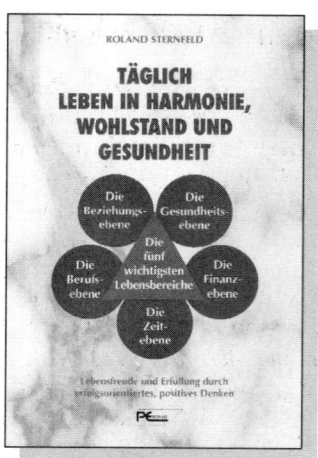

Yvette Ruzha

Kartenlegen im Handumdrehen

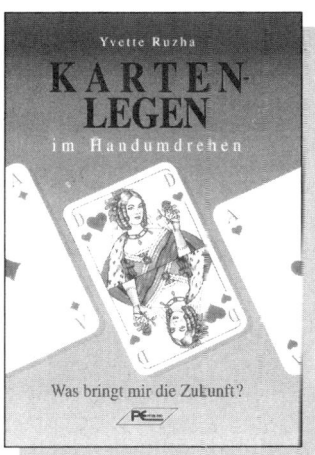

126 Seiten, kartoniert
ISBN 3-8138-0343-0

Bücher aus dem Peter-Erd-
Programm finden Sie überall
im Buchhandel.
Fordern Sie das kostenlose
Gesamtverzeichnis an bei:
Verlag Peter Erd
Gaißacher Straße 18
81371 München
Telefon (0 89) 7 25 30 04
Fax (0 89) 7 25 01 41

Was bringt mir die Zukunft?

Wann treffe ich meinen Traum-
partner? Begleiten Reichtum und
Glück mein Leben? Wird meine
Arbeit erfolgreich sein? Finde ich
ewige Erfüllung in der Partner-
schaft?

All die sehnsüchtigen Antworten
auf Ihre „brennenden" Fragen
können Sie sich jetzt zuverlässig
und im „Handumdrehen" selber
geben.

Yvette Ruzha, erfolgreiche und
renommierte Kartenlegerin,
offenbart Ihnen das sagen-
umwobene Geheimnis um die
Kunst des Kartenlegens: Ein
einmaliges Karten-ABC ermöglicht es Ihnen, jede Karte ganz
einfach zu deuten.

Lassen Sie sich von den Karten
den Weg weisen, denn Sie
werden schnell lernen, in ihnen
zu lesen wie in einem Buch –
einem Bilderbuch Ihres Unter-
bewußtseins.

Christel Seligmann

Reiki mit Tieren

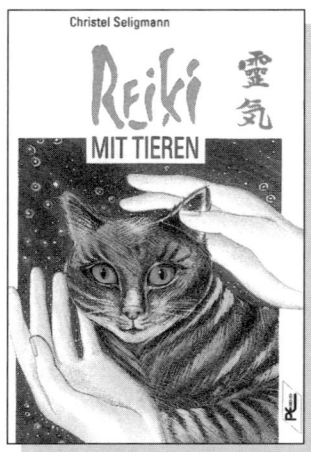

105 Seiten, kartoniert
ISBN 3-8138-0348-1

Reiki heilt Körper und Seele – auch bei Ihrer Mieze.

Jeder kann mit Reiki seinem geliebten kranken Haustier helfen, selbst wenn der Tierarzt es schon aufgegeben hat. Christel Seligmann zeigt an vielen rührenden Beispielen aus ihrer eigenen Erfahrung, wie Reiki als Therapieverfahren bei Tieren eingesetzt werden kann. »Reiki mit Tieren« ist für Laien gedacht, die ihren Haustieren bei Krankheiten Überlebensenergien geben wollen.
Reiki heilt, gibt Lebenskraft und hilft beispielsweise bei psychischen Störungen (Tierheimschäden). Vorgestellt werden ganz erstaunliche Beispiele.

Bücher aus dem Peter-Erd-Programm finden Sie überall im Buchhandel.
Fordern Sie das kostenlose Gesamtverzeichnis an bei:
Verlag Peter Erd · Gaißacher Straße 18 · 81371 München
Telefon (0 89) 7 25 30 04 · Fax (0 89) 7 25 01 41

Ute und Freddy Dworak

Channeling und Karma
Wege zur Heilung

Wiederholen sich Mißerfolge oder Enttäuschungen wie
Strickmuster in Ihrem Leben? In diesem Buch erfahren
Sie, ob Vorleben (Karma) die Ursache dafür sind. Ein
Karma behindert, kann je-
doch durch Channeling und
Meditation aufgelöst wer-
den. Die Autoren verdeutlichen an Fallbeispielen, wie
frühere Leben die Gegen-
wart beeinflussen und Ursache für Enttäuschungen und
Krankheiten sind. Sie er-
klären Schritt für Schritt, wie
man negative Strukturen und
Verhaltensmuster ins Positive
verwandelt.

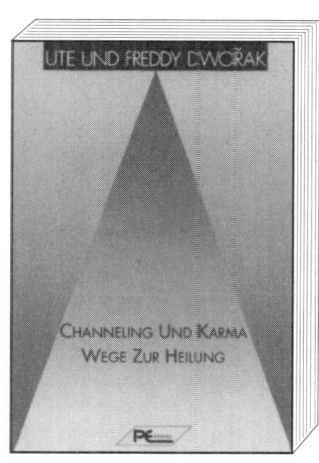

123 Seiten kartoniert
ISBN 3-8138-0321-X

Mit dieser Methode lassen
sich Probleme in der Part-
nerschaft, in der Familie und im Beruf lösen. Sie lernen,
Ihr Schicksal zu verstehen und Ihre eigene medicle Kraft
zu entwickeln, um Ihr Karma aufzulösen und zu einem
erfüllten, glücklichen Leben zu finden.

Bücher aus dem Peter-Erd-Programm finden Sie überall im Buchhandel.
Fordern Sie das kostenlose Gesamtverzeichnis an bei:
Verlag Peter Erd · Gaißacher Straße 18 · 81371 München,
Telefon (089) 7253004 · Fax (089) 7250141

Matthias Mala

Heilkraft der Sonnenmeditation

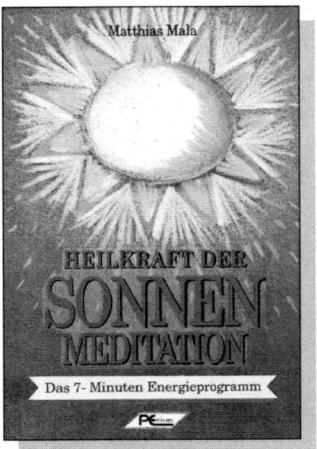

150 Seiten, kartoniert
ISBN 3-8138-0344-9

Das 7-Minuten-Energie-programm

Kraft durch Energie – und das in nur 7 Minuten! Trainieren Sie mit minimalem Zeitaufwand durch die Sonnenmeditation den eigenen „Energiekörper"! Einfache, leicht nachvollziehbare Übungen zeigen Ihnen den sicheren Weg, sich täglich besser zu fühlen: Spezielle Finger- und Handhaltungen werden gezielt eingesetzt, um Ihnen einen stetigen gesundheitlichen Aufbau zu ermöglichen.

Wie die morgendliche Gymnastik ist dieses Programm entsprechend dicht und wirkungsvoll. Aber wer hat bei einem ausgelasteten Tagespensum schon genügend Zeit für allmorgendlichen Sport?

Das 7-Minuten-Programm kann hingegen jeder kurzfristig und überall (!) durchführen: Lernen Sie, die Heilkraft zu spüren, gesundheitliche Störungen zu regulieren – und das auch auf dem Weg zur Arbeit oder vor dem Fernseher!

Bücher aus dem Peter-Erd-Programm finden Sie überall im Buchhandel. Fordern Sie das kostenlose Gesamtverzeichnis an bei:
Verlag Peter Erd · Gaißacher Straße 18 · 81371 München
Telefon (089) 7253004 · Fax (089) 7250141

Peter Quiller

Merlin

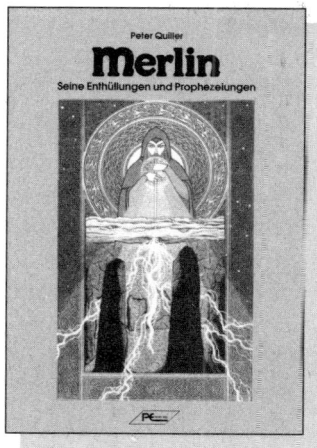

159 Seiten, kartoniert
ISBN 3-8138-0360-0

Seine Enthüllungen und Prophezeiungen

»Merlin – Seine Enthüllungen und Prophezeiungen« sind der Schlüssel, um neue Energie in Ihr Leben zu bringen.

Wecken Sie Ihre verborgenen Fähigkeiten und lassen Sie sie mit unvorstellbarer Kraft lebendig werden!

Nutzen Sie das aufregende und erstaunliche Wissen, das Ihnen der Autor mit seiner geheimnisvollen Geschichte eröffnet. Wer auf den gezeigten Pfaden wandelt, kann seine bislang schlummernden, unbekannten Möglichkeiten aktivieren und überraschend umsetzen

Auf diese Weise erreichen Sie mühelos Ihre Ziele. Glück, Zufriedenheit und Erfolg stellen sich wie von selbst ein.

Bücher aus dem Peter-Erd-Programm finden Sie überall im Buchhandel. Fordern Sie das kostenlose Gesamtverzeichnis an bei:
Verlag Peter Erd · Gaißacher Straße 18 · 81371 München
Telefon (0 89) 7 25 30 04 · Fax (0 89) 7 25 01 41

Kerstin Dorés Rosenberg

Das Ayurveda-Ernährungsbuch

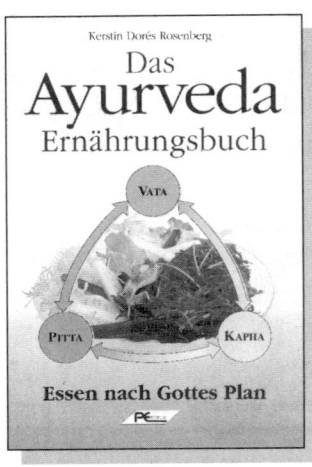

219 Seiten, gebunden
ISBN 3-8138-0315-5

Essen nach Gottes Plan

Gibt es die ideale Ernährungsform für alle Menschen? Die Antwort ist: »Jeder muß seine eigene Ernährungsweise finden.« Was für den einen gut ist, muß nicht unbedingt auch für die Gesundheit und das Wohlbefinden eines anderen Menschen von Vorteil sein. Das Ayurveda-Ernährungsbuch basiert auf einem individuellen Ernährungssystem, das auf den Prinzipien des klassischen Ayurveda – dem jahrtausendealten medizinischen System Indiens – beruht. Das Besondere daran ist, daß die Nahrung, die Lebensweise und die Lebensumstände auf die jeweiligen Bedürfnisse eines Menschen zugeschnitten werden. Das umfassende System und die vielen Anwendungstips entstammen der langjährigen Erfahrung des indischen Yoga-Meisters Sai Avatar Mahindra und seiner Mitarbeiter. *Kerstin Dorés Rosenberg* hat in ihrem Ernährungsbuch diese Lehren erstmals in einer effektiven und für uns Europäer leicht praktizierbaren Weise umgesetzt.

Bücher aus dem Peter-Erd-Programm finden Sie überall im Buchhandel. Fordern Sie das kostenlose Gesamtverzeichnis an bei:
Verlag Peter Erd · Gaißacher Straße 18 · 81371 München
Telefon (089) 7253004 · Fax (089) 7250141